W0294223

FUNDUS 139

Fundus-Bücher, herausgegeben von
Gerti Fietzek und Michael Glasmeier

Günter Metken
Spurensicherung – Eine Revision
Texte 1977 – 1995

Verlag der Kunst

Die Deutsche Bibliothek – CIP Einheitsaufnahme
Metken, Günter:
Spurensicherun : eine Revision ; Texte 1977-1995/ Günter Metken - 1. Aufl. - Amsterdam : Verl. der Kunst, 1996
(Fundus-Bücher ; 139)
NE: GT

ISBN 90-5705-019-6

© OPA (Amsterdam) B. V., 1996
All rights reserved
Published under licence by
Verlag der Kunst Dresden, Berlin
G+B arts international
Gestaltung: Sonja Hennersdorf
Satz: Druckhaus Galrev, Berlin
Titelabbildung: Jochen Gerz, Das alte Mädchen, 1982
Druck und Bindung: Westermann Druck Zwickau GmbH

Inhalt

... der Schatzkammer
der seelischen Dokumente
Aby Warburg

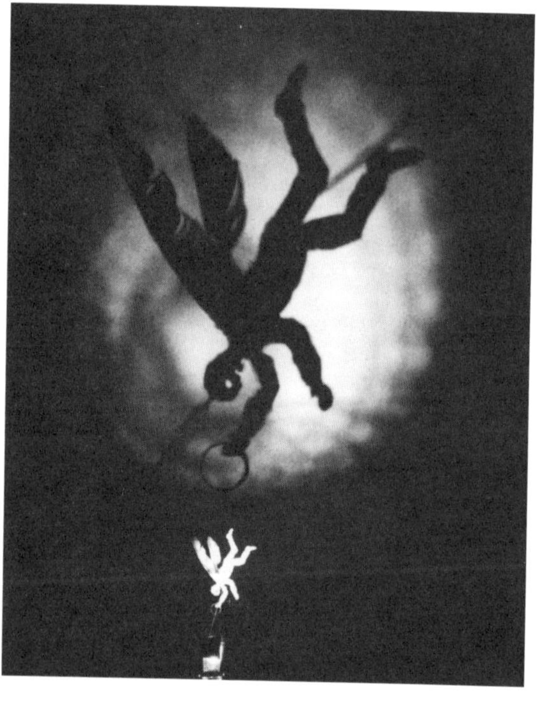

Christian Boltanski, Der Engel des Bundes
Chapelle de la Salpêtrière, Paris, 1986

Spuren lesen – Eine Anleitung

Dies ist kein Rückblick, noch weniger eine Nachbetrachtung. Es gab ja nie eine Gruppe, die *Spurensicherung* hieß, mit gemeinsamen Zielen, die zu Initiativen gebündelt wurden. Dafür gab es Anfang der siebziger Jahre Künstler, die in verschiedenen Ländern ähnlich zu arbeiten begannen, einige isoliert, andere miteinander bekannt, vor allem in Frankreich mit seinem Brennpunkt Paris. Über die Grenzen hinweg wußte man wenig von den Kollegen, lernte sich erst 1974 anläßlich einer Ausstellung im Kunstverein Hamburg kennen, die dann nach München in die Städtische Galerie im Lenbachhaus weiterging. Für sie wurde ein Name gefunden, der sich rasch einbürgerte: *Spurensicherung*. Er kehrte als Titel einer Schrift wieder, die der Autor 1977 zur documenta 6 herausbrachte. Als Mitverantwortlicher der Ausstellung faßte er damals im linken Flügel des Museums Fridericianum Raumarbeiten und Werkfolgen von Jean-Marie Bertholin, Claudio Costa, Jochen Gerz, Paul-Armand Gette, Nikolaus Lang, Anna Oppermann, Anne und

Patrick Poirier, Charles Simonds und Dorothee von Windheim zusammen. Christian Boltanski und Jean Le Gac waren fünf Jahre vorher bereits im Rahmen der *Individuellen Mythologien* in Kassel präsentiert worden. Diesmal hatte man als Aufkleber »Schöne Wissenschaften oder die Archäologie des Humanen« bemüht.

All das sind Hilfsbegriffe, wie der Begriff der *Spurensicherung* auch. Er hatte den anderen, neben der atmosphärischen Methodenumschreibung, vielleicht das Zeitsymptomatische voraus. Und entwickelte dann eine überraschende Eigendynamik. Als sei endlich das Stichwort gefallen, wurde überall ein Bedürfnis nach Besinnung laut. Das unbedingte Vorwärtsstürmen der Moderne sah sich leise in Frage gestellt. Man war der Materialschlachten von Pop Art, Nouveau Réalisme, Schrottkunst und raumgreifender Minimal Art müde; ihr Tempo, ihr Beglückungsanspruch wurden problematisch. Neben dem universell nach vorn gerichteten Zeitpfeil kamen wieder individuelle, schnelle oder langsame Parameter zum Tragen: Sekundenzeiger, archäologische Uhren.

Entsprechend sah das aus, was die neu antretende Generation zeigte: Hand- und Hausarbeiten, pseudoethnographische Anhäufungen, Kinderandenken, Amateurphotos, Nachlässe, Familienkram. Dem Sich Austoben in Gegenständen schien ein Träumen, ein Leben im Kopf zu folgen. Baudelaires Imagination, *la reine des facultés*, wurde um die Erinnerung erweitert, die als *mémoire* ja eine so wichtige Rolle bei der Umorientierung der historischen Disziplinen und ihrem Insistieren auf Kurz- und Langzeitgedächtnis spielte. Anstatt Ereignisgeschichte nahm sie den Alltag und das Kleinteilige der Abläufe ins Visier.

Auch die Künstler der *Spurensicherung* traten gern mit einem wissenschaftlichen Habitus auf: Vorträge, Führungen, säuberlich eingerichtete Vitrinen wie in naturhistorischen Sammlungen, Fundstücke, nüchterne Dokumentarphotos, tunlichst in schwarz-weiß, soziologische und restauratorische Aufgabenstellungen. Doch mit Ausnahme des etwas älteren Paul-Armand Gette, der naturwissenschaftlich ausgebildet war, Käferforschung betrieben hatte und Ingenieurpraxis besaß, war ihnen das akademische Milieu durchweg fremd. Sie benutzten es als Mimikry, um sich, getarnt durch Schein-Objektivität, persönlichen Erkundungen zuzuwenden.

Im Hintergrund standen die berühmten Überlegungen zur bricolage in *Das wilde Denken* von Claude Lévi-Strauss und sein Reisebericht *Traurige Tropen*, vor allem die wie absichtslosen, aber in ihrer Unauffälligkeit um so sprechenderen Aufnahmen des Ethnologen aus Brasilien. In solcher Beiläufigkeit, ja Marginalität lag vielleicht der Unterschied zur wenige Jahre vorausliegenden Arte Povera in Italien, die auf karge Grundstoffe und Gesten als poetische Ausgangsbasis zurückgegriffen hatte, aber durchaus *Arte*, Kunst intendierte, während dieser Anspruch von der *Spurensicherung* umgangen wurde. Selbst die hygienisch auf Realisierung verzichtende *Concept Art*, in deren Nähe man einige der in diesem Band besprochenen Künstler sehen wollte, hatte es noch auf Kunst, wenn auch vom Warenodium geläutert, abgesehen. Zwar dachte sich auch Jean Le Gac in einen imaginären »Maler« hinein, von dem aber keine Werke, nur Bildtitel und Hinweise in obskuren Katalogen existierten. Christian Boltanski dagegen stieß beim Durchforsten von Museumsakten meist nur auf Durchschnittskunst mit beliebigen Namen, von denen die Kunstgeschichte abstrahiert, die Depots jedoch voll sind. Im Kontext der Ankäufe etwa während des Dritten Reichs oder der venezianischen Biennale zur Zeit des Faschismus zutage gefördert, erhielt dieser anonyme Bestand und Bodensatz plötzlich politische Brisanz.

An romantisches Finderglück à la Schliemann oder James George Frazer angelehnt, entwickelten die Künstler der *Spurensicherung* ihre Kulturtechniken, betrieben Feldforschung und Begehung von Terrains auf kleinstem Raum. Kaschiert hinter ärmlichen Spuren wie Putzbrocken, Kieseln, Federn, Spielzeugteilen, Unkraut, Scherben, die man als Indizienketten photographisch festhielt, war es ein anthropologischer Ansatz. Die ästhetischen Utopien der Moderne, auch ihre aufdringlichen Züge beiseite lassend, kam man auf den Menschen als Spezies und einzelnen zurück.

Dies hatte offenbar gefehlt, vor allem im aktiven, aber permanent zum Vergessen und Verdrängen bereiten Jung-Deutschland, wo jener der Polizeisprache entlehnte Terminus »Spurensicherung« Karriere machte. Die Hamburg-Münchner Ausstellung, die im damaligen Verstand nichts ernsthaft Vorzeigbares oder gar kommerziell Verlockendes enthielt und von einem absichtlich »gebastelten« Heft begleitet wurde, rechnete allenfalls mit lächelndem Unverständnis, wo nicht mit Schlimmerem. Doch fand sie auch aufmerksame Besucher und Kritiker, die sich für diese stille Avantgarde erwärmten, der man, im Münchner Lenbachhaus kennengelernt, noch Annette Messager und Nikolaus Lang als Beobachter sozialer Mikro-Umfelder zuschlug.

Bald war *Spurensicherung* in aller Munde, vor allem der Politiker, Vergangenheitsbewältiger, Heimatexperten und Tourismusverantwortlichen. Das gleichnamige Buch konnte 1977 bereits mit Neugier auf seine im Untertitel mitgeteilten Sparten *Kunst als Anthropologie und Selbsterforschung – Fiktive Wissenschaften in der heutigen Kunst* rechnen. Beabsichtigt war eine Zwischenbilanz, ein Situationsbericht. Ausgelöst wurde eine kleine Grundwelle, die in den achtziger Jahren mit ihrer Rückkehr großer, expressiv verkündender Malerei zu versickern schien, heute aber, da Entsorgung, Ent-Produzierung, Homöopathie laut Jochen Gerz auch im Ästhetischen anstehen, wieder hochkommt, kurz nachdem der Verlag den schleppend gehenden Restposten des Buches abgestoßen hatte. So besitzt dies Wiederaufgreifen nach fünfundzwanzig Jahren durchaus Aktualität, zumal es sich weniger um Besichtigung von Gewesenem im heutigen Licht handelt als um die Entfaltung von Künstlern, die in den siebziger Jahren zwar getrennt, aber fast gleichen Geistes Projekte verfolgten, die sich inzwischen diversifiziert haben, ohne den ursprünglichen Ansatz aufzugeben. Sie bewegen sich ganz selbstverständlich in dem von ihnen, auch ohne Beuys'sche Emphase, erweiterten Kunstbegriff. Ihre leise Sprache ist unüberhörbar geworden; das indirekte, meta-

metaphorische Sagen wird gerade heute gut verstanden, da man allem Missionarischen, den Reinheitsgeboten und Abgrenzungen ein gesundes Mißtrauen entgegenbringt. Statt dessen Andeutung, Unterspielen, Humor.

Hinzu kommt das scheinbar Unpolitische dieser kurz nach 1968 auftretenden Generation, ihr selbstverständlicher Umgang mit Kultur. Sucht man nach gemeinsamen Zügen, wäre die Freude am Winzigen – an Fragmenten, Reduktionen, Modellen – zu nennen, ferner das Rechnen mit dem Einverständnis des Betrachters, der Teilchen auf eine Erkenntnis oder Gestalt hin ergänzt. Die abgenommenen Fensterkreuze und Wandstrukturen der Dorothee von Windheim, ihre um Bäume oder in Weinberge gelegten Tücher, die mit den Wassern des Rheins und der Lagune von Venedig gewaschenen Bücher sind das bekannteste Beispiel für einen Abdruck, der sich in Ausdruck, schließlich in Physiognomie verwandelt und die Herkunft von der Vera Icon und dem Grabtuch Christi durchscheinen läßt. Immer ist aus Spurenelementen ein Größeres zu erraten, aus dem Stückwerk auf ein Ganzes zu schließen – Anne und Patrick Poirier nennen diese auslösenden Momente *disiecta membra*.

»Läßt sich denn gar nichts aus der Welt schaffen?« – Zitat von Jochen Gerz, das über einem der Aufsätze in diesem Band steht. Das Mißtrauen gegen alles, was er »kulturellen Overkill« nennt, hat sich seither bei diesem Künstler radikalisiert bis zur Weigerung, überhaupt noch zu photographieren oder Objekte herzustellen: »Trau keinem Bild«. Auf die Möblierung der

Städte mit Skulpturen reagiert er mit unsichtbaren Denkmälern: die Namen der früheren jüdischen Friedhöfe in Deutschland auf der Unterseite von Steinen, mit denen der Schloßplatz in Saarbrücken neu gepflastert wurde; das nach seiner Vollschreibung abgesenkte *Mahnmal gegen Rassismus* in Hamburg; die *Bremer Befragung* mit den Namen aller Teilnehmer als Kunst im öffentlichen Raum.

Immer geht in diesen Arbeiten die Bewegung von außen nach innen, werden Phantasie und Gedächtnis durch Kleinstanlässe in Gang gesetzt, selbst bei Anne und Patrick Poirier, die einige der spektakulärsten Szenarien der Memoria erstellt haben: *Titanenkämpfe* und die *Städte der Mnemosyne*. Doch sollte das archäologische Aussehen solcher Konstruktionen wie überhaupt die Faszination des Künstlerpaars durch alte Kulturen nicht davon ablenken, daß sie alle um die zentrale Funktion des Gehirns als Gedächtnis kreisen, daß Schädel- und Gebäudekalotte einander entsprechen und daß bei den Poiriers die Zeit der Ruinen inzwischen abgelaufen ist: die Risse sind innen, in uns. Wenn sie nach außen gewendet werden, dann mit Fund- und Fremdmaterial, wie bei den Schiffsfriedhöfen der neunziger Jahre als Bilder für Konflikte. Schon die fiktiven Ruinen, die verbrannte Bibliothek, die versunkenen Städte hatten früher als plastische Reflexion die Kriege in Algerien und Vietnam sowie die Gefahr einer Nuklearkatastrophe begleitet. Zum Gedächtnis an die alliierte Landung in der Normandie 1944 installierten die Poiriers nach fünfzig Jahren in der Kirche Saint-Nicolas zu Caen einen Schiffsfriedhof. Allen ihren Vergegenwärtigungen liegt Sigmund Freuds Gleichsetzung der Psychoanalyse mit der,

Verschüttetes freilegenden, Archäologie zugrunde, aber auch die Begegnung mit dem Denken Aby Warburgs, dessen *Mnemosyne*-Ausstellung sie 1993 in der Wiener Akademie der bildenden Künste einrichteten.

Vielleicht ist Nikolaus Lang der Spurensicherer par excellence. Drei Faktoren mögen seine Suche orientiert haben. Da war zum einen, während des Aufenthalts in der Villa Romana zu Florenz, seine Entdeckung der Erdfarben der Toskana, auf denen seit den Etruskern die Wandmalerei Mittelitaliens basiert. Diese Begegnung hat sich in Australien, wo er – zweite Kernerfahrung – gelebt hat und immer wieder Zeit verbringt, noch intensiviert. Einmal, indem er aus den Schichten dortiger Sandgruben veritable geologische Landschaftsbilder löste. Zum anderen, weil dort Ocker Zentralfarbe und heiliger Stoff der Ureinwohner war, der zum Körper- und Objektschmuck wie zur Felsmalerei benutzt wurde. Den Wegen der Ureinwohner folgend, hat Lang die Ocker-Fundstellen aufgesucht und Farbfelder angelegt, wie dies auch schon in Italien für die Pigmente der Toskana geschehen war. Welch passendere Hommage hätte es für den 1796 gestorbenen Barockmaler Franz Anton Maulbertsch geben können, als in der Wiener Akademie der Wissenschaften unter seinem Deckenbild die mineralische Palette einer solchen Freskomalerei zu rekonstruieren? Andererseits schärfte das von nahem erlebte Schicksal der australischen Aborigines Langs Gefühl für soziale Umbrüche und Unrecht an Minderheiten, für ethnische Verbrechen und unvernarbte Narben. Diese Sensibilität prägt, über den australischen Zyklus hinaus, auch verschiedene Projekte zur Zeitgeschichte. Da die Diskriminierung in

Europa weitergeht, ist es aus seiner Sicht mit der malhaften Einbalsamierung einer halbherzig gesühnten Vergangenheit nicht getan; die Erinnerungsarbeit ist für die Gegenwart und eine leider absehbare Zukunft offenzuhalten; darauf zielen Langs nur scheinbar enthobenen »naturgeschichtlichen« Strategien ab.

Paul-Armand Gette hat solche Wissenschaftsnähe immer an der Grenze zu *gaia scienza* gehalten und diese auch humorvoll überschritten. Indem er Geologie oder Pflanzenkunde mit unverhüllt weiblichen Verkörperungen der Natur kurzschloß, ergaben sich erotische Metaphern, die der Betrachter nach eigenem Gusto auslegen kann, je nachdem, ob er der Theorie vom Vulkanismus als eruptivem Ausbruch der Leidenschaften anhängt oder nicht. Gette geht also ironisch mit dem System der Klassifizierung konform, das Carl von Linné im 18. Jahrhundert auf Pflanzen und Lebewesen anwandte. Heute wird dem schwedischen Forscher vorgeworfen, durch die Wahl der Geschlechtsorgane als Unterscheidungsmerkmal die sexuelle Dominanz des Mannes und die untergeordnete, empfangende Stellung der Frau, wie sie seinem Standes- und Gesellschaftsverständnis entsprach, auf die gesamte Natur übertragen und damit verewigt zu haben.

Und Christian Boltanski? Sicher ist er von den hier versammelten Künstlern im Spiel mit der Erinnerung, im Erfinden von Spuren am weitesten gegangen. Es war es ja auch, der vor nicht allzu langer Zeit die Idee einer großen Ausstellung zur *Spurensicherung* aufbrachte; offenbar wollte er einer diffusen Vergangenheit Struktur verleihen, eine imaginäre Bewegung

Wirklichkeit werden lassen und sich selbst rückwirkend in diese Familie eingliedern. So wie er sich eine erdachte Jugend aus zeittypischen Elementen zusammenbastelte und damit die Soziologie unterlief, so waren es später die Hinterlassenschaften Unbekannter, mit denen er das Sensorium für Opfer und Ausgegrenzte verfeinerte. In seinen Arbeiten sind es Mikroimpulse, welche die Reizungen ätzend machen. Anstatt Spuren zu sichern, stellte er sie mit beliebigem Material vielfach erst her.

Oft geht er von Albumseiten, zufällig gefundenen Schnappschüssen von Soldaten, jüdischen Schulklassen, Ferienaufenthalten aus. Seine Archive bestehen aus banalen Blechdosen, die durch suggestive Reihung, Punktstrahler und unscheinbare Theatralisierung an Konzentrationslager, Gulags, die verwaltete Welt der Flüchtlinge und Verfolgten im weitesten Sinne erinnern. Nichtsahnende Ausstellungsbesucher ließ er über getragene Kleidungsstücke gehen, in ihnen die schlimmsten Assoziationen weckend. In der Kirche Saint-Eustache in Paris nahm der jüdische Agnostiker Boltanski vor ein paar Jahren an der Gestaltung des Gottesdienstes an den drei Kartagen teil. Lampen wurden verhüllt, das Mittelschiff ausgeräumt und mit Mänteln und Kapuzen in Richtung zum Altar ausgelegt, so daß der Eindruck liegender Mönche in stummer Anbetung entstand. Am Ende des Triduums verlud man die Kleiderspende auf Lastwagen für Bosnien.

Boltanskis Eingriff, von der überzeugten Gemeinde mitgetragen, zeigt sein Angezogensein durch christliches Ritual und sein Bestreben, als Künstler anonym ins Leben der Leute einzutauchen, unverhoffte Begegnungen auszulösen. Sei es, daß er die Gegenstände eines Fundbüros im Museum ausstellt, in der Hoffnung, daß sie dort von den früheren Besitzern wiedererkannt werden, sei es, daß er alte Suchlisten von Vermißten reaktiviert. Arbeiten in Ausstellungen sind oft nur Routineabklatsch solcher Initiativen, die den Kunstrahmen sprengen und ins öffentliche Bewußtsein ausgreifen. Jener Engel des Bundes, der als Schattenspiel geisterhaft über die Decke der Kapelle im Pariser Salpêtrière-Krankenhaus strich, war etwas vom Flüchtigsten und zugleich Eindringlichsten, was die zeitgenössische Kunst hervorgebracht hat. Erzeugt wurde diese Wirkung durch eine kleine, grobe Ausschnittfigur in Pappe und eine sich drehende Lichtquelle. Besser läßt sich Boltanskis Stil der kathartischen Illusion nicht umschreiben. Und mehr sollte man auch über *Spurensicherung* nicht sagen.

Christian Boltanski

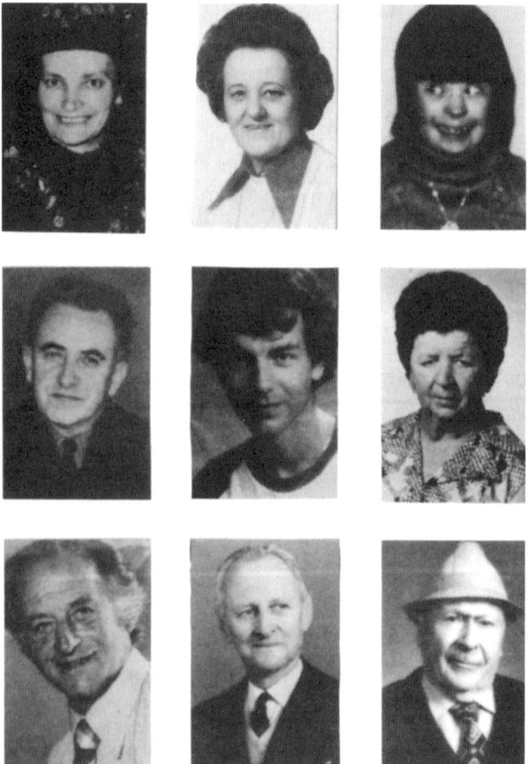

Les Suisses morts,
Museum für Moderne Kunst, Frankfurt/Main 1991

Memento mori und Schattenspiele

Christian Boltanski liebt in Museen die versteckten, schlecht beleuchteten Winkel, unter Treppen, gleich Abstellkammern. Und er bevorzugt spielerische, fast kindliche Mittel wie Schattenspiele oder Wände aus gerasterten Photos. Doch von diesen banalisierten Ikonostasen, diesen flüchtig über die Wände tanzenden Schatten, gehen, wie in der Magie, Bezauberung und Schrecken zugleich aus; das Beiläufige wird zur Hauptsache.

Der 1944 geborene Franzose gehört heute zu den wenigen Künstlern, deren Bilder nachdenklich machen. Sie wirken um so stärker, je geringfügiger der Anlaß – Ausstellung oder Installation – zu sein scheint. Obschon Boltanski mit Dutzendgesichtern und deren grober Reproduktion arbeitet, könnte man ihn als den zeitgenössischen Physiognomiker bezeichnen, der im Antlitz dieser Epoche lesen läßt. Auf seinen Photowänden scheint die verwaltete Welt das Regiment zu übernehmen. Den Beitrag zur documenta 8 in Kassel (1987) hatte er *Leçons de ténèbres* (Klagegesänge) genannt. Der Untertitel *Archives* meinte die Bilderdepots in Museen, aber auch die eigenen Vorräte an abgelichteten Gesichtern. Die Arbeit handelte beiläufig von Massen, vom Tode und davon, wie bürokratisch unser Jahrhundert damit umgeht: in Lagern, auf Friedhöfen, in Ablagen. Deshalb hat Boltanski in die Gänge eines dunklen, von Bürolampen nur spärlich beleuchteten Zimmers an die 350 flüchtig gerahmte, unregelmäßige Schwarzweißphotos namenloser, wie austauschbarer Personen gehängt, ganz wie auf südlichen Friedhöfen oder in Kolumbarien, wo der umbaute Raum mit Erinnerungsbildern von Toten, oft in den glücklichsten Momenten aufgenommen, tapeziert ist.

In dieser Bilderflut erkennt man jeden und keinen, es sind Stichproben, Leute, die sich untereinander nicht kennen, ein »Monument aux morts«, ein Totendenkmal. Boltanski hat solche Gedenkstätten in Galerien, Kunsthallen und Kirchen inszeniert. Er arbeitet dabei mit der Spannung dessen, der sich nicht ganz ernst nimmt. Kinderriten stehen hinter seinem Werk und die höhere Unschuld Klees, Kasperltheater und Music-Hall. Er erlebt ambivalent, zugleich lächerlich und traurig. Wer sind die Täter, wer die Opfer, scheint er sich zu fragen, wenn die Gesichter von Verbrechern und Ermordeten nebeneinander stehen oder die mit Photomaton aufgenommenen, vom Blitzlicht plattgedrückten Gesichter Berliner Kinder aufgereiht werden, die nun alle monströs wirken. Aus einem alten Klassenphoto der jüdischen Leopoldstadt in Wien hat er 1987 die Gesichter so herausvergrößert, daß sie bei Punktbeleuchtung wie Totenköpfe aussehen. Das sind keine Tricks, nichts Makabres dabei. Boltanski ist eine

Art Sokrates, ein Wanderapostel der Kunstszene. Sich selbst befragend und in Frage stellend, umgeht er endgültige Aussagen, läßt keine fertigen, definitiven und definierbaren Arbeiten zu.

Es ist dies Erlebnis des Nichthaftenden, des Vorläufigen und Vorüberhuschenden, das Boltanskis Werk so produktiv in der Schwebe hält, zugleich Vanitasbild und melancholisch grundiertes Varieté. Ludisch und unstabil auch seine Projektionen, auf die der Strahl der Laterna magica fällt, die Schattenspiele, erzielt mit zitternden Figürchen aus Pappe, roh zugeschnitten und gefärbt. Im Lichtschein kreisend, werfen sie große Schatten auf die Wände, Totentänze oder Engelsflüge, wie 1986 in der Chapelle de la Salpêtrière. In dieser Kirche eines großen Pariser Krankenhauses aus dem 17. Jahrhundert stehen Altäre, Statuen, Kreuze an den nackten Wänden. Indem Boltanski den Schatten geflügelter Engel in Licht- und Dunkelzonen über sie hingleiten, an Gewölben verschwinden, an einem Beichtstuhl wieder auftauchen läßt, wird Christliches zu Poesie verzaubert. Boltanskis Faszination durch religiöse Devotionen, die ein Gehaltensein zumindest formaler Art bedeuten, ist unverkennbar. Riten des Gedächtnisses und der Fürbitte werden aufgegriffen zur flüchtigen Erinnerung an alle oder keinen. Bol-tanski entwickelt daraus seine eigenen Votivbilder. Es sind dreieckige, letztlich vom behangenen Christbaum herkommende Pyramiden aus Photoporträts, Lichtschnüren und kitschigen Ornamentstreifen. Das hat mit Weihnachten, Jahrmarkt und Straßendekoration zu tun, aber auch mit Kerzenständern vor verehrten Ikonen.

Mehr als von seinem jüdisch-russischen Erbteil zeigt sich Boltanski hier von bestimmten äußeren

Formen des Katholizismus angezogen. Manche Arbeiten mit Aufnahmen von Schülern hat er *cautels*, Altäre, genannt. Damit ist keine liturgische Funktion gemeint: es kommt ihm auf die Stimmung an, mehr noch, auf die Stille. In seinen Ausstellungen, die fast alle der Lichter wegen in abgedunkelten Räumen stattfinden, geht es ruhig, ja gedämpft zu, die ästhetische Kirche scheint nicht weit. Aber ist sie wirklich nur ästhetisch? Unwiderruflich entfernt man sich vom eigenen, in einem beliebigen Augenblick photographisch fixierten Abbild. Nichts ist erschreckender, als vertrauten Gesichtern in einem Album zu begegnen, das schon vor längerer Zeit angelegt wurde. Sofort wird einem der Abstand und damit die abgelaufene, vielleicht schon endgültig verkürzte Lebensspanne des Dargestellten bewußt. Das Gespenstische ist das Fortdauern solcher Gesichter über den Tod hinaus. Genau das ist die Wirkung, die Christian Boltanski mit seinen Wänden voller Photos, namentlich von Kindern, erzielt, die durch ihre Frisur oder Kleidung als bereits in der Zeit zurückliegend gekennzeichnet werden. Weil man niemanden identifizieren kann, werden Generationsabstände spürbar. Das war vorgestern, gestern und ist doch schon unwiderruflich dahin: *memento mori*. Stets sind die Bilder anonym und scheinbar willkürlich ausgewählt, so daß nur der Durchschnitt, eine Art statistischer Erhebung, herauskommt. Indem das Verstreichen von Zeit an diesen neutralen Reihen von Gesichtern deutlich wird, bleiben die Trauergefühle in einer fast abstrakten Schwebe. Man ist angerührt, doch nicht persönlich betroffen. Mit prekären, fast unscheinbaren Mitteln: ein paar flaue Abzüge, Glühbirnen, Buntstreifen, das Ganze treppen- oder kreuzförmig angeordnet, löst dieser Künstler Gefühle von Gemeinsamkeit, vom Vergehen der Generationen aus, komisch noch in der Tristesse, trostreich noch im Unabwendbaren.

In seinem neuen Werk *Les Suisses morts* (Die toten Schweizer) benutzt Christian Boltanski Todesanzeigen mit dem Bild der Verstorbenen, die aus der regionalen schweizer Zeitung *Le Nouvelliste du Valais* ausgeschnitten sind. Im Lauf der letzten Jahre kamen an die dreitausend solcher Aufnahmen zusammen, aus denen die Frankfurter Arbeit eine Synthese darstellt. Warum gerade Schweizer? »Vorher«, sagt der Künstler, »habe ich Werke über tote Juden gemacht. Aber ›Jude‹ und ›tot‘ paßt zu gut zusammen, ist zu einleuchtend. Dagegen gibt es nichts Normaleres als die Schweizer. Es ist überhaupt kein Grund dafür vorhanden, daß sie sterben; sie sind in gewisser Weise erschreckender, weil sie wie wir sind.«

Mit Installationen wie *Lycée Chases* (1987), *Les Archives* (1987) und *Réserves* hatte Boltanski auf den Holocaust angespielt, ohne ihn ausdrücklich zu nennen. Indem er aus Vorkriegsphotos unbekannter jüdischer Kinder die Gesichter bis zur Undeutlichkeit vergrößerte, trat das Einzelschicksal hinter einer Ahnung von Massenmord zurück, der schon weit zurückzuliegen schien. Die toten Schweizer dagegen konfrontieren den Betrachter mit seiner Gegenwart und der eigenen Sterblichkeit; mit diesen Alltagsgesichtern sind wir selbst gemeint, verschieden und doch im Tode gleich, ohne Ansehen von Alter, Reichtum und Schönheit, wie im mittelalterlichen Totentanz, der alle Stände mitreißt. Es trifft jeden, alle sind vor dem Tode gleich. Tatsächlich gelangt Boltanskis Gratwanderung zwischen Tod und Leben hier an eine schillernde Grenze. Er hat oft betont, daß seine Wände mit Kinderbildern in Wirklichkeit uns selbst gelten. Wo es um die Gebrechlichkeit des Lebens und die zerstörende Zeit geht, ist das Kind Vermittler elementarer Wahrheiten: »Mein Werk handelt nicht deshalb von der Kindheit, weil sie mich speziell interessiert, sondern weil sie als erstes von uns stirbt. Wir sind tote Kinder, wir tragen die Körper von toten Kindern in uns. Kinder haben mich interessiert, weil sie immer schon tot sind und weil auch wir tot sind.«

Die toten Schweizer dagegen wirken sehr lebendig, vor allem, wenn Photos vitaler Menschen für die Anzeigen verwendet wurden. Boltanski bezeichnet sich selbst ironisch als Leichenfledderer, der seinen Unterhalt aus dem Erlös von Totenbildern bestreitet, ja sogar als Mörder, weil er kürzlich noch lebende Menschen durch ein photographisches Arrangement in leblose Objekte verwandelt habe – weshalb ja die sogenannten Naturvölker das Abgelichtetwerden zunächst als Entseelung, dann als Entleiblichung scheuten.

Die Versammlung der toten Schweizer hat etwas so Normales wie Unheimliches. Es ist eine Family of Man, vom Fatum oder Freund Hein ausgelost, ein Durchschnitt, der zufällig wirkt und gerade deswegen unter die Haut geht, je länger man hinsieht. Die Gesichter sind zu Reihen geordnet – von Gruppen mag man wegen der Vereinzelung nicht sprechen –, zu Variationen des Schauens, Lachens, Starrens, der Lustigkeit und des Ernstes, des Laut- und Leiseseins, der Intro- und Extrovertiertheit. Die Augen und die Posen, die Haltung und die Art des In-die-Welt-

Blickens scheinen manches über die Personen auszusagen, ja sie unserer posthumen Neugier, die in gelebtes Leben eindringen, es beneiden, bedauern möchte, preiszugeben.

Da sind die offenbar Sicheren, die Suchenden oder jene, die sich als eins von beiden ausgeben möchten. Schein und Sein überlappen sich ohnehin ständig, und das, berücksichtigt man die Umstände dieses letzten Auftritts, in einem doppelten Sinn. Man erkennt niemanden und glaubt doch jeden gut zu kennen an seiner Strenge, seiner Offenheit, ob sie nun betont oder unfreiwillig ist. Als die Photos gemacht wurden, sollten sie gewinnend wirken, im persönlichen, im beruflichen Bereich oder ganz einfach auf dem Reisepaß. Manche nehmen für sich ein, weil das Zufallsbild, Schnappschuß oder Photomaton, sie außerhalb der freiwilligen Selbstkontrolle, der Mechanismen der Eigendarstellung erwischt hat. Eine Überraschung, die nicht nach jedermanns Geschmack ist, so daß durch Positur, Hüte, Krawatten, Frisur, sorgsame Kleidung und Schmuck gegengesteuert wird, was auch schon wieder einiges über die soziale Stellung, die tatsächliche, angestrebte oder auch nur angemaßte aussagt.

Es gibt solche, die zu sprechen scheinen, die, sich mitteilend, aus der schwarzweißen Folie drängen; da sind auch die Verschlossenen, die Sprachlosen und eine reichhaltige physiognomische Skala dazwischen. »Das ist die, das ist der und jener«, sagt man sich. Denn man hat sie alle schon gesehen, hat sie bis zum Überdruß erlebt als Verwandte, Kollegen, Nachbarn, als geschätzte, gemiedene oder gleichgültig akzeptierte Mitmenschen. Es ist das eigene Photoalbum, das sich hier aufblättert, mit all den Spielarten der

Verschmitztheit, Verführung und Bonhomie, aber auch des Verdrängten, erfolgreich vor sich und anderen Verheimlichten. Niemand ist ganz durchschaubar, keiner durchs Ablichten völlig erfaßt; doch die Streuung der Bilder läßt schließlich eine Typologie durchscheinen, so wie man beim Sichten seiner Erinnerungen nachträglich klüger wird oder es doch zu sein meint.

Zwischen abwesend und schreiend echt pendelt sich die Wahrscheinlichkeit der Abbilder auf eine Mitte ein. Der Blickpunkt all dieser Sehstrahlen, der frontal, im Profil, meist in leichter Drehung dargebotenen Köpfe mit zu- oder weggewandten Augen, ist man selbst. Der Betrachter kann sich von diesem menschlichen Mittel, dieser Banalität des Hier und Heute nicht ausschließen; das Anonyme trifft genauer als zugespitzte Individualität. In einer Zeit ohne Charakter glaubt man lauter Charaktere zu sehen. Oder täuscht auch dies, legen wir, durch Selbstbehauptung blind gemacht, zu viel in nichtssagende Bilder hinein? Der Künstler läßt es in der Schwebe; seine Arbeit, die vom Endgültigen handelt, bleibt offen.

Kann man in dieser leisen, unheimlichen Art noch weitergehen? Im Januar 1989 bedeckte Boltanski im Basler Museum für Gegenwartskunst den Fußboden eines Saales mit getragenen, frisch gereinigten Kleidungsstücken wie vom Hilfsdienst des Roten Kreuzes. Er beleuchtete sie von der Decke mit seinen üblichen Pultlampen, deren wie schwarze Streifen ordentlich herabhängenden Elektroschnüre mit den willkürlich verstreuten Gewändern kontrastierten. Um die Ausstellung zu sehen, mußte der Besucher in den Raum gehen. Beim Einsinken in die Garderobe glaubte er, auf lauter menschliche Körper zu treten – ein um so unheimlicherer Eindruck, je bunter die Stoffe waren, die dies grausige Spiel an der Grenze von leiblicher Präsenz und Abwesenheit auslösten. Manche zeigten sich der Erfahrung nicht gewachsen oder wichen vor ihr zurück, bringt doch der Tastsinn, mehr noch als das Auge, den ganzen Vorstellungs- und Empfindungsapparat synästhetisch in Bewegung.

Es ist bezeichnend, daß Boltanski diese Tabuverletzung in der Schweiz, an ihren seiner Meinung nach ›normalsten‹ Menschen ausprobierte. In Kanada hatten die Kleider 1988 noch wie in der Waschkaue eines Bergwerks von hohen Wänden herabgehangen. In der *Réserve*, Mitte 1989 im Spielmuseum des Musée d'Art Moderne de la Ville de Paris eingerichtet, waren Stellagen an drei Seiten eines Raums mit benutzten Kindersachen vollgestopft, wie für die Turn- und Schwimmstunde – oder doch für etwas anderes?

Wie kam es zu dieser anthropologischen Kunst, so leichtgewichtig und treffsicher zugleich? Im Rückblick zeigt das Werk Boltanskis trotz aller Sprünge, Haupt- und Nebenwege eine erstaunliche Konsequenz.

Christian Boltanski hat den Habitus der frühen 70er Jahre in einer Weise geprägt, die für genaues Einverständnis sprach. Und zwar derart, daß sich die Zeit, von diesem Aufspüren erkannt, schließlich durchschaut sah und es ihm nachtat. Kaum ein illustriertes Erinnerungsbuch, das damals nicht auf Boltanskis Paßbildreihen, seine Familienalben und Kinderphotos reagiert hätte. Desgleichen sind die Nachlässe (inventaires) Verstorbener, die Christian Boltanski 1973/74 in Bois-Colombes und Baden-Baden gesichtet und ausgestellt hat, für unsere Sicht auf die Generation der Väter und Großväter, schließlich auf das auslaufende Jahrhundert insgesamt mitbestimmend. Und möchte nicht jeder jene großformatigen Bilder aus der eigenen Kindheit malen, die der Autodidakt Boltanski, der sich aber beharrlich *peintre*, Maler, nennt, 1974 mit einem Schielen auf den Expressionismus ziemlich bedenkenlos auf die Leinwand gebracht hat; und möchte sich nicht jeder auch der Stationen seiner Jugend durch komische Theatersketche oder Kurzfilme versichern wie Boltanski 1974/75?

Jeder? Boltanski bezeichnete sich damals gern als den letzten der Impressionisten, weil diese das Durchschnittsleben malten, also eine Art Soziologie betrieben. Er sieht sich aber auch als Clown, als stümperhaften Nachfolger Charlie Chaplins und Karl Valentins. Für ihn ist der Künstler schizophren, weil immer zugleich innen und außen, privat und öffentlich. Er sucht ein anderes Ich als das eigene herauszustellen, spricht über sich, wie ein Schauspieler seine Rolle repetiert: immer die gleichen Worte, die von angelernter Überzeugung – Oder ist sie doch echt? – getragenen Aussagen. Boltanski erscheint deshalb wie der Jedermann oder Nobody dieser Jahre, zugleich Laienprediger und Verwandlungskünstler, voller Unrast, ständig ausstellend, überall auftretend, von Paris nach Europa, Amerika, Australien und Jerusalem ausstrahlend. Ein Mime oder Schmierenkomödiant mithin, der ein immer anderes Ich vorführt? Oder bestimmen feste Leitmotive sein Werk von den Anfängen um 1970 bis heute quer durch die Genres hindurch? Es gilt hier, umsichtig zu operieren, hat man es doch mit einem Spiel vor mehreren Spiegeln zu tun, das sich in verwirrenden Strategien niederschlägt. Boltanskis Feld der Erinnerung ist von Strukturen durchzogen, die der Schicht seiner Herkunft, der Bourgeoisie, gemeinsam sind. Es sind die Riten eines Clans mit Millionen Angehörigen: Schule, Feste, Geburtstagsfeiern und Ferien; das Gerüst, aus dem die Normalexistenz eines Kindes besteht – Spielen, Basteln, Belehrung, Kaffee und Kuchen, Ausgang –, ehe es ›ins Leben entlassen‹ wird, um dann selbst diesen Rahmen für die eigenen Nachkommen wieder aufzubauen. Die Anonymität der Kinder scheint noch positiv; sie wollen und sollen alle gleich sein, weil das Rätsel der Individuation noch vor ihnen liegt, während die Erwachsenen, wie persönlich sie sich auch geben mögen, endgültig normiert und in ihrem Rollenverständnis festgelegt sind. Das klingt ethnographisch, und als Konstatierung von Sippen- und Stammesbräuchen mag Boltanski, dessen Bruder ein bekannter Alltagssoziologe ist, sein Tun anfangs auch verstanden haben. Freilich ist dies Anthropologie im nachhinein; wir haben es mit einer Rekonstruktion zu tun, die von sich auf andere schließt, ihre Bestätigung in fremden Familiendokumenten sucht und sich selbst darin spiegelt. Christian Boltanski macht zwischen 1969 und 1972 eine typisch bürgerliche, auf viele übertragbare Kindheit verfügbar; daß er sie auch gelebt hat, ist in diesem Zusammenhang sekundär. Er stellt als Erwachsener die Etappen nach, läßt die eigene Person in verschiedenem Alter von anderen Jungen spielen, benutzt Fund- und Fremdmaterial. Die kindliche Produktivität als spielerische Vorwegnahme erwachsener Tätigkeit und künstlerischer Hervorbringung wird mit behauenen Zuckerstücken, Tonkugeln, handgemachten Waffen und Scrap-Books symbolisiert. Schließlich vermacht Boltanski den ganzen Fundus mitsamt Schulutensilien, Urkunden, Unterlagen geschlossen den Museen und wendet zur Aufbewahrung Techniken des naturhistorischen Museums an: Vitrinen, Inventare, konservierende Herbarien. Entsprechend beschränken sich seine Verzeichnisse von Dingen, die Bewohnern Oxfords oder Jerusalems gehört haben, auf nüchterne, flach von oben aufgenommene Kleidungsstücke und Gebrauchsgegenstände, wie auf einer polizeilichen Suchmeldung. Die 34 Regeln und Techniken eines neunjährigen Jungen im Jahre 1972 reduzieren Kinderspiele wissenschaftlich präzise auf Hände, Füße und Utensilien (1974). Alle Aufmerksamkeit ist auf die Spielvorgänge konzentriert, die dadurch etwas Lehrbuchhaftes, aber auch Verfremdetes erhalten. Eine ähnliche Askese üben die Mitgliederporträts des *Club Mickey* (Mickeymausklub), 1974 in der Düsseldorfer Kunsthalle gezeigt. Als Kunst am Bau wurden solche stark vergrößerten Paßbilder eines Jahrgangs 1975 in der Halle einer Schule von Dijon monumentalisiert, Vorgriff auf Arbeiten wie *Die toten Schweizer*.

Ein Jahr später fixiert Boltanski den Ferienalltag an Berliner Seen oder die fingierte Hochzeitsreise nach Venedig. Aber trotz Kodacolor wirken diese Serien grau und monoton, wie das Glück, dem er nachspürt und das er im Sommer 1976 im Rheinischen Landesmuseum zu Bonn ausbreitet. Ein Durchschnittsglück als Kehrseite verklärter Brautphotos aus dem Atelier oder Park. Man wird der durch Erinnerungsphotos rückwirkend verklärten Täuschung der Flitterwochen inne. Als Freiheit auf Abruf, als Ausnahmezustand bekräftigen solche Ferientage nur die Regeln einer von außen determinierten Existenz.

Mitte der 70er Jahre scheint sich Boltanski durch lustige Auftritte vom Kult der Erinnerung zu lösen. Man kann die *Saynètes* (1974) als Abschied von der Kindheit auffassen. Es sind komische Sketche aus dem bürgerlichen Milieu. Der Großvater, die Eltern, Lehrer, Geistliche und erste Lieben treten auf als archetypische Großfamilie und werden mit ihren Sitten, Gefühls- und Statuskonventionen in grotesker Übertreibung verspottet. Doch Boltanski gehört dazu, er stellt sich nicht außerhalb, übt keine schneidende und in ein paar Jahren widerrufene Gesellschaftskritik. Er inszeniert nur den unmöglichen, weil

LA PREMIERE COMMUNION

3ÉME TABLEAU

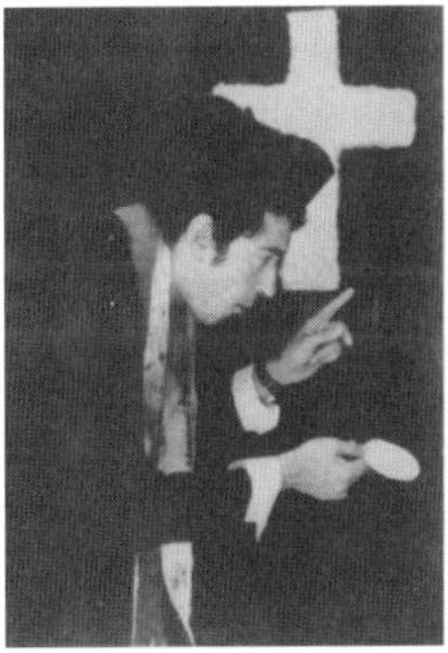

Le prêtre
me présente l'hostie

4ÉME TABLEAU

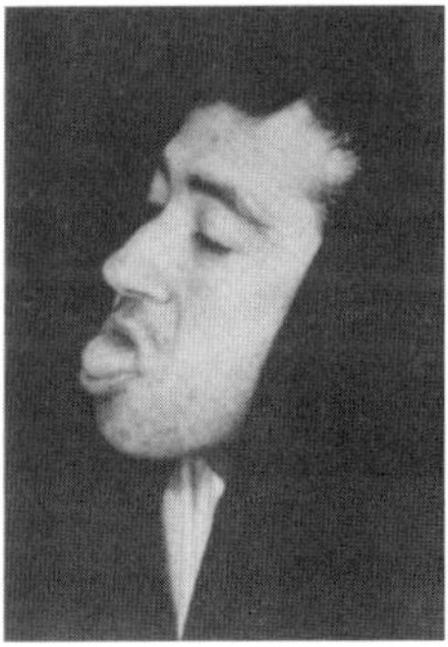

Je suis très ému

aus: Saynetes comiques, Brüssel, 1975

auch zum Familienritual gehörenden Abschied von den Eltern. An Varieté-Klamauk und Tadeusz Kantor orientiert, mimt er alle Rollen, den Kaplan und den Erstkommunikanten, das Geburtstagskind, den kranken Opa und den schmollenden, zur Bestrafung in die Ecke gestellten Jungen.

Die *Saynètes* hatten scheinbar die Kindheit abgeschlossen. Boltanski objektiviert sich nun, wird sozusagen erwachsen und beginnt, Kunst herzustellen: große Formate, saubere Techniken, klare Formen. Die Jahre 1978-1983 gehören vordergründig den Kompositionen, die in japanische, westliche, klassische, moderne, theatralische, groteske, hieratische, musikalische, primitive, unterhaltende und mythologische eingeteilt sind. Der Drang zur Komposition, zur Reihung rechteckiger Tafeln, zur raumgreifenden Hängung von Bildfolgen im Sinne der amerikanischen Abstrakten, der Farbfeldmaler und Anhänger von Support/Surface ist unbestreitbar, obschon es sich ›nur‹ um Cibachrome, um Riesenabzüge von Photos handelt. Auch die Einfarbigkeit des Hintergrundes, meist schwarz, ist als Vereinheitlichung zu verstehen. Doch ist auch dieses Schwarz wieder nur Fond und Folie für Figuren aus der Spielkiste. Wie ein Paul Klee verunklärt Boltanski die Grenzen zwischen Miniatur und Monument. Es bestreitet Großformate mit einem Hosentaschen-Fundus gebastelter Figurinen aus Karton, Knöpfen, Nadeln, Korken, Nüssen, Wäscheklammern, Fäden, hastig angepinselt, in naiver Frontalität postiert oder miteinander in Beziehung gebracht. So entstehen Serien nicht ohne Bezug auf alte Harlekinsparaden und deren Wiedererscheinen bei Kubisten und Nachfolgern. Es sind die gleichen Figurinen, mit denen er anschließend sein *Théâtre d'Ombres* bestreitet.

Denn nachdem Boltanski mit einem Augenzwinkern ›Bleibendes‹ geschaffen und Museumsstücke erstellt hat, wird er wieder zum Improvisator und Wanderkünstler. Dem Tourneeschauspieler ähnlich, schlägt er in Museen, Kunstvereinen und immer wieder in zur Kunst bekehrten Kirchen, Schlössern, Fabrikhallen seine Bühne auf. Er sucht sich dort, wie in Frankfurt, möglichst abgelegene, verborgene Plätze für seine Projektionen und Schattenspiele aus, die oft nur einzeln durch Gucklöcher oder Sehschlitze zu erspähen sind. So wird der Kunst etwas von kindlichem Glück und Mysterium bewahrt, wird ihrem Konsum und Ausverkauf wenigstens symbolisch entgegengewirkt. Denn bei aller Sanftheit und Flüchtigkeit seines Tuns hat sich Boltanski der Vereinnahmung von Gegenwartskunst durch Markt und Betrieb wohl am entschiedensten widersetzt. Nach der Phase der Kompositionen ist er weitgehend wieder zu Werken vorübergehenden Charakters zurückgekehrt. Feste Installationen wie *Les Suisses morts* stehen dazu nur scheinbar im Widerspruch. Gerade sie beziehen ihre Spannung aus der falschen Ewigkeit fixierter Augenblicke. Man ist Bildern ausgesetzt, die zufällig aufgenommen, höchstens für neutrale Ausweise bestimmt waren, deren Photos jeden entstellen und stets auf rätselhafte Weise die Personalangaben auf derselben Seite dementieren, wo sie doch das Identifizieren erleichtern sollten. Was flüchtig im Heimatblatt betrachtet, von manchem im Buch aufbewahrt und beim nächsten Daraufstoßen vielleicht kaum noch wiedererkannt wird, gewinnt hier etwas beiläufig Unentrinnbares, in dem Banalität und Erhabenheit zusammenfallen, wie in unser aller Leben auch.

Es ist klar, daß sich Boltanskis Sammlungen, Schubladen und Inventare irgendwo zwischen den vollgestopften Räumen von Edward Kienholz, den Fallenbildern eines Daniel Spoerri und dem Mouse Museum von Claes Oldenburg situieren. So wie seine aufeinandergestapelten Blechschachteln voller Photos und Spurenelemente mit Minimal-Art-Kuben und dem Zettelkasten von »Art and Language«, so haben seine Photoporträtwände mit Steckbriefen und den Kästchenbildern von Andy Warhol zu tun. Doch hinken solche Vergleiche nicht nur wegen des betont Nachlässigen, der Hinfälligkeit seiner Hervorbringungen, sondern auch aus ikonographischen Gründen. Christian Boltanski gehört heute zu den raren Künstlern, deren Bilder Emotionen wecken. Über die einstige ›Soziologie‹ hinaus wird nun eine Dimension des Humanen, des Menschlichen im weitesten Sinn erfahrbar. Selten war moderne Kunst so anerkannt und wurde so gefördert wie derzeit. Selten auch wurde sie zerstreuter und unbeteiligter betrachtet. Daß der ganze Mensch betroffen sei, scheint eine seit Beuys abgelegte Utopie. Die Oberfläche reizt, nicht was dahinter ist. Boltanski geht umgekehrt vor. Man muß ihn suchen gehen, sich auf ihn einlassen. Das meiste bleibt angedeutet, der Betrachter soll selbst weiterdenken, für sich miterleben, von einer Leichtigkeit getragen, die alle Tristesse zu Kunst entschwert.

»Was wir brauchen, sind Reliquien«

Denkbar ist, daß die Kunst Christian Boltanskis rückschauend einmal als Reliquienkult gesehen wird, als später Ausläufer einer Devotion, die sich entleert hat und nun künstlich – oder kunstvoll, der Doppelsinn gehört zum Spiel – mit profanen Inhalten aufgefüllt wird. Ein ernsthaftes Spiel, gewiß, an der Grenze zum Pathetischen, aber doch auch ludische Simulation. Verstehen wir uns recht: nichts Kirchliches ist gemeint, obschon die Anklänge der Boltanskischen Altäre (autels), Lichtschnüre und Gedächtnisbilder an Riten der Ost- wie der Westkirche, der Orthodoxen wie der Katholiken unübersehbar sind. Sie appellieren an eine abgeschnittene, doch nicht ganz verschüttete Bereitschaft. Überhaupt bewegt sich dieser Künstler gern im Zwischenreich; er führt das Potential latent vorhandener, aber nicht mehr praktizierter Zeremonien – oder auch nur das Bedürfnis danach – in künstlerische Emotionen über.

In diesem Licht einer wahlverwandten Katholizität ist wohl auch Boltanskis Vorliebe für den polnischen

Theatermann Tadeusz Kantor zu sehen, von dem er seit dessen frühen Witkiewicz-Aneignungen bis zu *Wielopole, Wielopole* und *Ich kehre hierher nicht mehr zurück* alle Stücke gesehen hat. Ihn fasziniert der souveräne Umgang Kantors mit den lächerlichsten Materialien, Arte Povera à la polonaise. Dazu die burleske Übertreibung, hinter der sich eine ähnliche Grundhaltung verbirgt. Beide wollen angesichts der Absurditäten, welche einem Politik und Gesellschaft zumuten, nicht erwachsen werden und weiterhin wie Kinder reagieren, mit jenem unbeirrbaren Blick, vor dem Logik und Sachzwänge kapitulieren, so daß Leben, Traum und Tod ineinander übergehen. Zeremonien des Abschieds von Anfang an, Leben mit dem Tode seit Kindertagen. Und die Erinnerung, die den namenlosen Genossen in der Schulbank plötzlich hektisch zum Leben erweckt und dann wieder puppenhaft erstarren läßt. Tadeusz Kantors Schauspiel *Die tote Klasse* und Christian Boltanskis Gruppenbilder mit Schuljahrgängen sind von der gleichen jämmerlichen Heiterkeit beseelt: Der einzelne ist ein Nichts unter Nichtsen und dann doch wieder alles, ein Mensch, der sein Denkmal verdient. Doch diese Denkmäler werden sich genauso ähnlich sehen wie schon heute unsere Friedhöfe; die ewige Wiederkehr, banal und auch wieder packend.

Kantors grotesker Totenreigen berührt sich auch mit Ansichten Boltanskis über die vitale Hinfälligkeit des Menschen, der, einmal ins sogenannte Dasein eingetreten, immer mehr Abgelebtes mit sich schleppt, von den Verlusten um ihn herum ganz abgesehen. Diese Vergänglichkeit legt den Vanitas-Gedanken nahe, nämlich daß unser Leben, wie es Kierkegaard formuliert hat, eine Krankheit zum Tode, unser Tun und

Streben vergeblich ist. Alles ist eitel, vanitas vanitatum sagt der Prophet. Denckt opt End, sind holländische Stilleben des 17. Jahrhunderts unterschrieben, auf denen Totenköpfe, Seifenblasen, Musikinstrumente, rauchende Kerzen und unnütze Bücher neben Zeugnissen der Prunksucht, Eß- und Trinklust so angeordnet sind, daß über alle Augenweide hinaus die Botschaft, den Tod zu bedenken und seine Lebensführung darauf einzustellen, präsent bleibt.

Memento mori nannte man diese virtuos gemalten, gleich einer moralischen Grammatik deklinierten Denk-Bilder, die ihren Reiz aus dem Widerspruch zwischen sinnenhafter Überredung und der Mahnung zur Einkehr bezogen. Ein Paradox, das durchaus auch auf Christian Boltanski zutrifft. Seine Schattenspiele haben die Allüre von Kinderfest und volkstümlicher Unterhaltung. Zugleich sind sie in ihrer geisterhaften Vortäuschung Inbegriff des schönen Scheins, der zu Phantasiespielen verführt, anstatt daß man sich der Realität stellt. Platons Höhlengleichnis fällt einem ein und die betörte Menge unten, die sich mit dem Abglanz der Urbilder zufrieden gibt, während Einsichtigere der Wahrheit zustreben und einige Wenige sehend im Licht stehen.

Boltanski spielt mit solchen Konnotationen, ohne sie auffällig zu nennen. Das Indirekte ist sein Element, er ruft einen Fundus kollektiver Erinnerungen auf. Zum Einkreisen dieses Vorgehens empfiehlt sich eine leichte Hand. Kategorial kommt man nicht weit; selbst das Absehen von Methode, das Einbeziehen der Zufälle und Schwachstellen – wieder denkt man an Kantor – ist bei Boltanski nicht systematisch.

»Wir sind alle mehr oder weniger Heilige«

Besieht man es recht, hat Christian Boltanski von Anfang an Reliquien geschaffen, Überbleibsel, die auf stattgefundenes Leben hinweisen und die Erinnerung, auch das Andenken in Gang setzen. Doch die Rückstände, die er zusammentrug oder fabrizierte und in Vitrinen halb wissenschaftlich und halb wie Souvenirs anordnete, waren eingestandenermaßen erfunden. Falsch wäre nicht der passende Ausdruck, führten diese kalkuliert ausgelegten Schnitzel doch auf die richtige Spur. Sie riefen ein Zeit- und Generationsgefühl herauf und die bürgerliche Schicht als ihren Träger.

Dann ging der Künstler dazu über, die Hinterlassenschaft wirklicher Personen zu inventarisieren und auszustellen. Auffällt, daß es sich entweder um Kinder beziehungsweise gerade dem Kindesalter Entwachsene oder um ältere Verstorbene handelt. Im einen Fall Abschied von der Kindheit mit ihren spezifischen Riten, im andern Abschied für immer. Lassen sich aus der

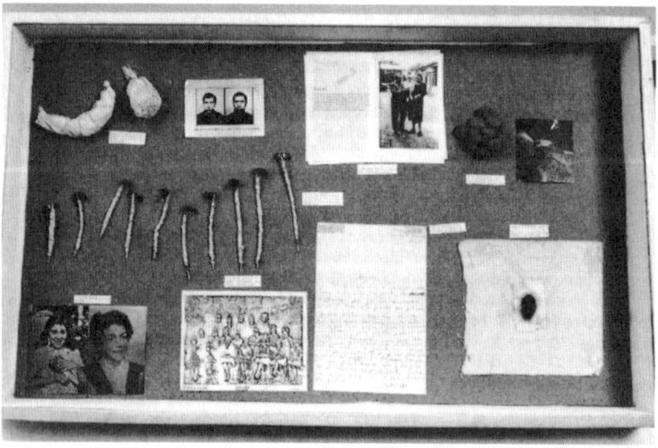

Vitrine de référence, 1970

Form solcher Nachlässe Schlüsse ziehen? Anfangs schienen sie in ihrer Nüchternheit polizeilichen Erfassungen oder musealen Aufarbeitungen zu ähneln. Bei neueren Werken denkt man eher an Reliquiare. Im kirchlichen Kontext enthalten diese die sorgfältig beschrifteten Schädel und Knochen von Heiligen, ferner Gegenstände, die sie benutzt haben, Instrumente, mit denen sie gemartert und zu Tode gebracht wurden.

1990 hat man in Europa das 900. Todesjahr des Zisterzienserabtes Bernhard von Clairvaux begangen. Derart vorbildlich erschien schon den Zeitgenossen sein asketisches, zwanzig Jahre nach seinem Tode kanonisiertes Leben, daß man die geringe persönliche Habe sorgfältig sicherstellte und wie Reliquien verehrte: die Matte, die ihm als Liegestatt diente, seine Eßschale, der bescheidene Krummstab, das Stundenbuch, später, nachdem man das Grab geöffnet hatte, auch Leichenhemd, Kappe und Schuhe. Diese schlichten Dinge nun, anläßlich einer Ausstellung in den gotischen Hallen der Pariser Conciergerie gezeigt, ähnelten auffällig den *Successions* von Christian Boltanski. Mit einem Unterschied. Beim Hl. Bernhard sicherte man die privaten Gegenstände eines exemplarischen Menschen, eines großen Predigers und Schriftstellers. Die Objekte sind mit der Aura eines universal bekannten Daseins durchtränkt, hatte sich Bernhard von Clairvaux mit seiner Kreuzzugspropaganda, der Bekämpfung der Katharer und dem Streit um Abalard doch auch auf das umstrittene Gebiet der Welt- und Kirchenpolitik begeben.

Boltanskis Bezugspersonen dagegen sind anonym und werden sozusagen in der dritten Person dargeboten. Sie wollen gerade nicht hervorgehoben sein, sondern bilden in ihrer Alltäglichkeit den Durchschnitt ab. Sind es deswegen die Reliquien jedermanns, um eine vergeßliche Menge, die sich immer mehr abhanden kommt, an sich selbst zu erinnern? Reliquien des unbekannten Zeitgenossen, um da, wo Religion und bürgerliche Identität nicht mehr greifen, die jedem einzelnen zukommende Aura wieder herzustellen, wenn auch nur für die Dauer einer Ausstellung und gegen Eintritt, den man allerdings in jenen mit Reliquien angefüllten Gotteshäusern, die säkularisiert oder dem protestantischen Bekenntnis zugeschlagen wurden, auch zu entrichten hat. Fast überall auf der Welt, von Tokio und Australien bis nach Kalifornien, Jerusalem und Warschau, errichtet Boltanski solche temporären Gedenkstätten. Er, der schon immer etwas vom Peripatetiker und Straßenphilosophen an sich hatte, nähert sich damit auch jenen Wanderaposteln, die früher mit frommen Erinnerungen hausieren gingen und Gemeinden auf Zeit hinterließen. Als Künstler rechnet Boltanski mit der Gutgläubigkeit des Publikums, das sich von Paßworten leiten läßt. Zudem weiß er, wie nahe Frieden und Panik, Mörder und Opfer nebeneinander wohnen, manchmal sogar in Personalunion.

Die Nacht des Jägers

Kann es da verwundern, wenn zu seinen Kinofavoriten *The Night of the Hunter* (Die Nacht des Jägers) zählt? Der 1955 von Charles Laughton gedrehte Film blieb die einzige Regiearbeit des großen, auf zwielichtige Charaktere festgelegten englischen Darstellers in Hollywood. Er zeichnet sich durch ähnliche Eigenwilligkeiten und ein Wider-den-Strich-Bürsten amerikanischer Leinwandgepflogenheiten aus wie die bekannten Versuche von Erich von Stroheim und Orson Welles. Robert Mitchum verkörpert im Film einen Wanderbekehrer. Gut und böse, echt und falsch werden bei ihm ununterscheidbar, predigt er doch ein enthaltsames, gottgefälliges Leben, das die eigenen Untaten kaschiert, während es seine Zuhörer mit Sinn auflädt. »Liebe« und »Haß« hat er auf den Fingerknöcheln stehen; je nach Lage ist es das eine oder das andere. Denn dieser Mann, der Witwen und alleinstehende Frauen heiratet, sie um ihren Besitz erleichtert und dann umbringt, fühlt sich von Gott zur Ausrottung der Fleischeslust berufen, die er als Gespaltener zugleich herbeisehnt und verflucht. Ist sein Laienpostulat, das die Provinzler des amerikanischen Südens während der großen Rezession überzeugte, schon höchst schillernd, so scheinen die Auswirkungen noch fragwürdiger. Dieselben Gutgläubigen, die sich von ihm zur Sittenstrenge hatten mitreißen lassen, wollen ihren Abgott dann lynchen, als sich sein Puritanismus als Heuchelei und Mittel zum Zweck herausstellt.

Sich selbst und anderen undurchschaubar, in den Augen des Zuschauers ein Verbrecher, ist er einer, der auf Zeit an Höheres glauben macht. Die Ambivalenz des künstlerischen Tuns wie das Schillernde des Menschen, der nie ganz aus einem Stück ist, denunziert sich in dieser Figur. Denn wo steckt die Wahrheit? In dem Fanatiker mit seinem Lockgesang, der Gutes bewirkt, indem er Schlechtes tut, eine Art Teufel in Mannesgestalt? Oder in den Kindern? Sie haben das Geld, hinter dem er her ist, in einer Puppe versteckt und fliehen, lassen sich im Kahn den großen Fluß, wohl den Mississippi, hinuntertreiben. Zur Welt der

Jungen bei Mark Twain kommt hier das alptraumhaft Schöne englischer Jugendgeschichten mit Alicens altklugen Tieren im Wunderland, dazu vom Ufer die einschmeichelnden Rufe des Verfolgers. Dem das kleine Mädchen immer wieder Zutrauen schenkt, während der ältere Knabe Mißtrauen schöpft. Das Vieldeutige menschlicher Beziehungen, das Miteinander von Normalität und Grausamkeit ist in diesem Verhältnis angedeutet.

Ein Künstler der Vergänglichkeit

Reliquien ohne Kult, Bilder nach Abbildern, aber wie photographische Ikonen oder Heiligenbilder wirkend – haben wir es mit einer säkularisierten Religion zu tun? Und was wäre dann das Bindende, das in dem Wort *religio* steckt? Boltanski provoziert solche Parallelen, wenn er die Ausstellungssäle abdunkelt, sich für seine Arbeiten schattige Winkel, Abstellräume, Nebengelasse zuweisen läßt, die damit den Charakter von Seitenkapellen oder Bet-Ecken erhalten. Auch wenn die Schatten seiner Engel über Kuppeln und Gewölbe in Kirchen, in Museumsräumen streichen, erinnert dies nicht von ungefähr an liturgische Festgebräuche in bestimmten Ländern, bei denen sich eine Taube, ein Engel von oben herabsenken. Und dies ist nicht nur Schein, Vanitas. Neuere Installationen zeigen, daß sich dahinter auch sanfter Terror, eine leise Aggression verbergen kann.

Es begann in Basel, wo Christian Boltanski 1989 im Museum für Gegenwartskunst den Fußboden eines Saales mit getragenen, frisch gereinigten Kleidungsstücken wie vom Hilfsdienst des Roten Kreuzes bedeckte. Er beleuchtete sie von der Decke mit Pultlampen. Um die Ausstellung zu sehen, mußte der Besucher in den Raum gehen. Beim Einsinken in die Garderobe glaubte er, auf lauter menschliche Körper zu treten – ein um so unheimlicherer Eindruck, je bunter die Stoffe waren, die dies zweideutige Spiel an der Grenze von leiblicher Präsenz und Abwesenheit auslösten. Manche zeigten sich der Erfahrung nicht gewachsen oder wichen vor ihr zurück. Es ist bezeichnend, daß Boltanski diese Tabuverletzung in der Schweiz mit ihren seiner Meinung nach »normalsten« Menschen ausprobierte.

Es scheint nicht ganz abwegig, hier an die von Märtyrern getragenen Gewänder zu denken, die dann partikelweise in durchsichtigen Behältern aufbewahrt, als Amulett getragen, zur Berührung hingehalten und in aufgeklärteren Zeiten von ferne, symbolisch, gezeigt wurden. Wieder sind die Unterschiede evident. Mit dem Heiligen Rock Christi oder dem Turiner Grabtuch verbinden sich Traditionen, die selbst schon wieder Geschichte(n) stiften. Zudem haben diese Stücke die adäquate Form; ihre Gestalt weist sie als ehrwürdig aus und läßt fromme Rückschlüsse zu. Noch die geringsten Reste aus Heiligengräbern sind durch Altersspuren geweiht und irgendwie religiös imprägniert; schon das Überdauern disponiert sie zur Verehrung.

La petite mémoire

Bei Boltanski das Gegenteil. Hier sind die Sachen frisch gereinigt, chemisch betont proper, so als sei vorher etwas damit vorgegangen, das es zu verheimlichen gilt. Gedanken an Lager und Schlimmeres liegen nahe. Diese anonyme Konfektion war offenbar mit etwas in Kontakt, wovon zu sprechen tabu bleiben soll. Das

Heroische in Tun und Erleiden, ja; Menschen brauchen Beispiele, Vorbilder. Die Banalität des passiven Sterbens jedoch, nein. Es ist wie mit der großen Ereignis- und der glanzlosen Alltagsgeschichte. Dort in den Kirchen die herausgehobenen wenigen, denen die Ehre der Altäre zuteil wird, hier die namenlos vielen; dort Heil durch Berührung, hier Berührungsangst.

Boltanski spricht von »la petite mémoire«, im Unterschied zur großen Historie, die mit dem einzelnen vergeht, obschon jeder die Gegenwart anders erlebt. Allgemein geht es ihm um das Verhältnis von Gruppe und Individuum. In der Menge, welche Photowände wie *Die toten Schweizer* vorführen, sind alle gleich, und doch setzt sich das Kollektiv aus einzelnen zusammen. Jeder ist wichtig und verdiente sein Memorial. Daher Boltanskis Installationen aus billigen Keksdosen, alle schäbig und anonym, doch jede wie der Behelfsreliquienschrein einer Person, womit der Vanitas-Gedanke zugleich bestätigt und in sein Gegenteil verkehrt wird. Seneca und die Stoiker predigten ja, daß der Tod die eitlen Hierarchien des Lebens wieder aufhebt und die ursprüngliche Gleichheit der Menschen herstellt. Die Blechschachteln, zugleich Archiv und Abfall, spiegeln diese Ambivalenz. Ihre Anordnung läßt sich als repetitives Baukastenspiel à la Minimal Art lesen oder wie die Anhäufung gleichförmiger Reliquiare um einen Heiligenschrein in den Chören alter Kirchen.

Bekanntlich sind viele Reliquien der Frömmigkeit Substitute, weil die heiligen Leiber gar nicht aufgefunden wurden oder jedenfalls für die Zahl der Amulette nicht ausreichten und durch andere ersetzt wurden. Aber der Glaube hält sie für echt. Boltanskis

Reliquien dagegen sind simuliert, sie haben keine Dauerwirkung. Ihr Potential wird für den Moment des Ausstellungsbesuchs aktualisiert; der Kontext, durch Andeutungen vorgegeben, entscheidet, Worte leiten die Emotion. Und wenn beide Kategorien von Andenken kraft Erinnerung funktionieren, so ist auch diese verschieden. Der französische Historiker Maurice Halbwachs, der der Judenverfolgung zum Opfer fiel, schildert in seinem Buch *Das kollektive Gedächtnis*, wie die Karte des im Jahr 70 nach Christus von den Römern zerstörten Jerusalem zur Zeit Kaiser Konstantins und der Kreuzzüge von einer ebenso imaginären wie präzisen christlichen Topographie überzogen wurde, die Christi Erdenwege und die Stationen seiner Passion in den Kataster eintrug. Auch die Reliquien von Heiligen werden durch ein solches Netz kollektiver Erinnerung gehalten – ein Bezugsgefüge, in das sich die Andacht der Gläubigen einhängen kann.

Boltanski dagegen weiß, wie peinlich heute jedes Memento mori wirkt. Die Kriegs- und KZ-Denkmäler sind mit wenigen Ausnahmen unerträglich. Ihr Pathos oder ihre Würde passen nicht zum Nacht-und-Nebel-Charakter des Terrors, zu jener unsichtbar gesteuerten Kriegsführung des technischen Zeitalters, die Paul Virilio analysiert hat. Boltanskis bei aller Sanftheit aufstörende Wirkung beruht wohl darauf, daß er indirekt, fast fahrig vorgeht und im Rahmen der Beliebigkeit bleibt. Seine Reliquien, ob selbst hergestellt oder aufgelesen, sind austauschbar und deswegen letztlich authentisch. Denn alles mysthisch Anfängliche wurde im nachhinein erfunden; wahrhaft ursprünglich, so die Einsicht der Strukturalisten, ist nur die Wiederholung.

Jean Le Gac

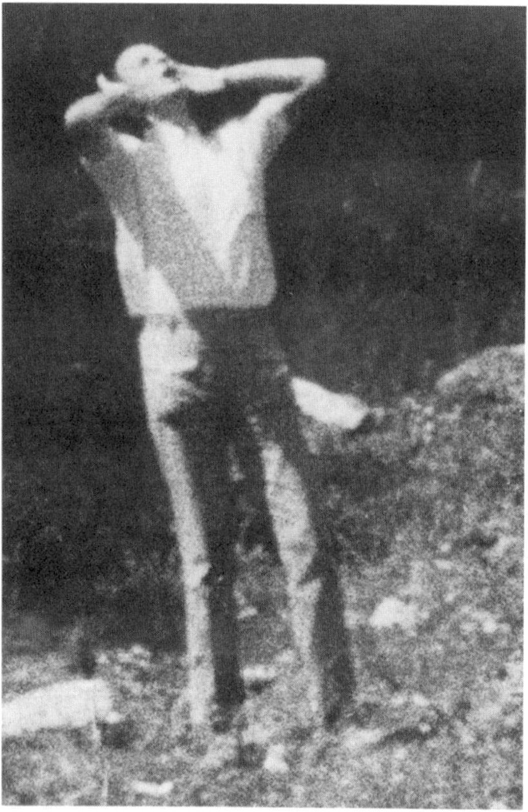

Jean Le Gac am Plateau du Lisey in der Umgebung von Cauterets, Juli 1971

Das Alibi des Malers

Kunst über Literatur, Literatur über Kunst – der Fall bleibt unentschieden. Jean Le Gacs Tun umkreist kein *Unbekanntes Meisterwerk* à la Balzac, sondern den unbekannten Maler. Und dieser konzeptuelle Frenhofer scheint niemand anderer als er selbst zu sein. Le Gac baut vor uns eine Künstlerfiktion auf, aber nicht, damit die Person daraus hervortrete, sondern um sie – oder sich – dahinter zu verbergen. Bei ihm verweisen die Bilder – es handelt sich ausschließlich um photographische Bilder – auf die Texte und diese wiederum auf die Bilder. Eins scheint das andere zu erhellen, hintergeht aber auch dessen Anschein. Von einem Ich-Erzähler in der dritten Person eingeführt, tritt Le Gac als Naiver auf, der in seiner Heimat, einem südfranzösischen Bergbaurevier, die Kunst entdeckt:

»Ich weiß nicht, woher ihm diese fixe Idee kam. Sicher ist, daß ihn die Situation des Malers (nicht sein Werk) von früh an intrigiert hatte. In seiner Kindheit kamen ihm die wenigen Maler, die er nach der Natur arbeiten sah, immer wie richtige Erscheinungen vor.

Jedesmal entdeckte er sie bei hellem und sonnigem Wetter. Wenn er sie mit ihrer unwahrscheinlichen Ausrüstung in der Landschaft sitzen sah, ganz auf sich selbst konzentriert, war er so beeindruckt, daß er fürchtete, irgend etwas Unwiderrufliches werde so überraschend eintreten, daß es ihm völlig entginge. Trotzdem schien diese Beschäftigung weder ermüdend – sie hatten sichtlich keine Eile fertigzuwerden –, noch sehr schmutzig zu sein, im Gegensatz zum Kohlenabbau, dem von allen ihm bekannten Männern ausgeübten Beruf, der kein Tageslicht vertrug.

Die Bilder, welche diese Künstler maßlos langsam malten, waren ihm rätselhaft. Er begriff nicht, warum sie sich für dieses oder jenes Stück Landschaft interessierten, das ihm völlig vertraut war und keinen grundsätzlichen Unterschied zu dem aufwies, was er um sich herum sah. Dazu schlichen sich deutliche Fehler in diese geduldige Nachbildung einer Szenerie ein, die er bestens kannte, Fehler, die der Maler offensichtlich nicht bemerken wollte, als weile er mit seinen Gedanken woanders.«

Das Photo zu diesem Erweckungs- und Berufungstext, diesem Ansatz einer modernen Künstlerlegende in der Nachfolge Vasaris, zeigt Le Gac selbst vor der Staffelei sitzend. Er läßt andere in der scheinneutralen Art Robbe-Grillets über sich sprechen: Spurensuche und Schnitzeljagd in einem. Wie oft bei Jorge Luis Borges oder in Kriminalgeschichten ist der Täter bekannt. Es geht um den Irrweg, der zu ihm hinführt. Der Beschreibung dieses Labyrinths, oder besser der Ablenkung von ihm durch Beschreibung, gilt weitgehend Le Gacs Werk.

So stellt er zusammen mit einem Doppelgänger namens Florent Max 1971 in der Pariser Galerie »Rive Droite« aus, der aber nur als literarische Figur in einer phantastischen Erzählung von Maurice Renard existiert hat. Le Gac erwarb die Weltrechte an dieser Geschichte und druckte sie im Katalog ab. Als er im folgenden Jahr seine Künstlerlaufbahn zusammenstellte, setzte er in die Kritiken anstelle des eigenen Namen folgerichtig überall Florent Max ein (*Le récit* – Bericht). Damit nicht genug, lag wieder ein Jahr darauf als Begleittext zur Ausstellung im Museum of Modern Art zu Oxford (1973) das erste Kapitel einer Biographie Le Gacs aus, die von einem befreundeten Arzt stammte und sich *Imitation de Jean Le Gac* nannte.

Ein Doppelleben

Le Gacs Doppelstrategie besteht vielleicht darin, daß er verhüllt, um zu enthüllen. Er verfremdet seine Bilder, um nicht durch sie erraten zu werden, setzt aber gerade durch provozierende Geheimnistuerei den Betrachter auf seine Fährte. Er gibt zu verstehen, daß er im Hinblick auf sein noch nicht angefangenes Werk weitgehend ein Künstlerleben führt, daß er sich Sätze aus Abenteuergeschichten notiert, um sie nachzuerleben, wodurch die banalste Feriensituation zum Rätsel wird. Da die Wirklichkeit aus der Optik des Trivialromans erfahren wird, kann jedes Vorkommnis einen Hintersinn haben. Der Eindruck schraubt sich wie ein Fernrohr auseinander: er eröffnet immer abgelegenere Perspektiven und führt zu einer Art Sinnbild, das allerdings Täuschung, weil willentlich herbeigeführt ist. Ist es nur Kalkül oder wird der Experimentator, der sich in eine fesselnde Geschichte hineinmogelt, ab einem bestimmten Punkt von der Eigenlogik der Ereignisse überwältigt wie der Romancier auch? Man kann diese Strategie am Bau der Sätze ablesen, die parataktisch gereiht sind, indirekte Anfänge bevorzugen, die Subjekt-Objekt-Beziehung lange verschleiern, das klärende Eingreifen des Erzählers tunlichst hinauszögern. Dieser ist, wie im Rebus, in einer Ecke versteckt und läßt sich erst nach mancherlei Irreführung enttarnen. Die Texte wirken umständlich, imitieren die Verzögerungstechnik des altmodischen, literarischen Kriminalromans. Desgleichen gibt es keine klaren Lösungen, sondern ein ewiges Weiterverweisen, zum nächsten Bild, zum folgenden Text, zum angezogenen Autor oder Film. Innerhalb dieses Systems existiert keine Hierarchie, kein Rangunterschied zwischen hoher und niederer Literatur, wie auch der kunsthistorische Rang der Bildquelle unbeachtet bleibt.

Neuerdings treten die Hinweise zurück, die ständige Brechung der Perspektive läßt nach. Der Stil wird narrativ und beschreibend, die Erzählung zusammenhängender. Die Erinnerung, etwa in *Ridi-Ville*, der Schilderung einer Rückkehr ins »gelobte Land« der Kindheit, funktioniert direkter. Sie hebt etwas für sich herauf, nicht nur als Bild für anderes: das Mosaik einer südfranzösischen Kleinstadt.

Die Macht der Bilder

Bilder sind für Le Gac zwingend, ja zwanghaft, und zwar jede Art Bilder: Reklame, Stars, Filmstills, Umschläge von Zeitschriftenromanen. Persönliche Eindrücke gleiten in diese Optik hinein, verhalten sich nach ihren Gesetzen. Surrogate machen also die verworrene Wirklichkeit auf Zusammenhänge hin durchsichtig, der rote Faden, das Muster im Teppich erscheinen nach der gleichen Art, wie sich die mit voller Requisitenkammer, mit Personen- und Ortsverwechslungen arbeitenden Spannungsromane von einst auflösten. Le Gac selbst irrt durch diese Bilder als Spurensucher, dem sich allmählich ein Detail zum anderen fügt, bis die Kettenreaktion von Fiktion und Auflösung abläuft.

Auch mit den in Worten ausgedrückten Erinnerungen an seine Jugend geht es so; sie bedingen spätere Verhaltens- und Erwartungsmuster, ja vielleicht seine Art zu sehen überhaupt. Da man als Kind Eindrücke nicht durchschauend auflösen kann, eignet man sie sich durch Hinzuerfindungen an. Von diesem Verfahren läßt der Erwachsene Le Gac umso weniger, als es seiner Neigung zu Mystifikation, zum Hineingeheimnissen entgegenkommt. Lügen deshalb die Bilder, lügt der Autor? Dies hieße die Tatsächlichkeit der Bilder verkennen, denen Le Gac nachstellt, die er nachstellt. Er selbst und seine Familie treten darin als Zeugen und Maßstabgeber auf; manchmal dient die einkopierte Kamera als Signatur.

Mimikry und Schattenverfolgung

Le Gac enthüllt sich durch andere, tritt in fiktive Situationen ein: *Le roman d'aventures* – Der Abenteuerroman (1972). In der Serie *Die Weltreise* (1975) besucht er pseudoexotische Stätten: eine Pagode, einen maurischen Kiosk, das Modell der Freiheitsstatue an der Seine, die Paris wie Peking, Istanbul oder New York aussehen lassen. Sie sind Hintergründe von Erlebnissen, die den Harry-Dickson-Romanen des belgischen Spannungsautors Jean Ray, einer

Lieblingslektüre Le Gacs, nachgebildet scheinen. Daß es Mimikry ist, lassen sowohl die Umgebungen, in denen diese Imitationen stehen, wie die Figuren, Le Gac und seine Familie, erkennen. Zugleich wird hier die Illusion des Reisens entlarvt, das einen auch in der fernsten Ferne nie über sich selbst hinausführt. Die fadenscheinige Erzeugung und Durchbrechung von Illusionen verweist auf die Rolle des Künstlers überhaupt, wie ihn der gemeine Mann sieht.

Neue Arbeiten gehen in dieser Schattenverfolgung noch weiter. Nun umreißen andere die Silhouette des Malers, die da vom Rande her vor unseren Augen entsteht. Es sind die Schüler Le Gacs, der Kunsterzieher in einem Pariser Gymnasium ist. Die Aufgaben, die er seinen Klassen gestellt hat, spiegeln eigene Fragestellungen und definieren auch den Lehrer. Le Gac integriert sie konsequent in eigene Arbeiten. Plagiate sind ein anderer Widerschein seiner Identität als Künstler, wie vorher die Rezensionen. Auch hier ist an eine Hineinnahme gedacht.

An dieser Stelle ist zu fragen: Warum die ausgeklügelte Strategie der Tarnung, wozu das Versteckspiel mit Häusern und Orten, die ihn an Gelesenes, an Filme erinnern, also abermals weiterverweisen (*L'excursion – Der Ausflug*, 1974)? Weshalb die chiffrierten Jugenderinnerungen (z.B. *Les anecdotes – Die Anekdoten*, 1974) oder Ferienerkundungen, in der falschen Sachlichkeit des Nouveau Roman vorgetragen? Le Gac liest relativ wenig erzählende Literatur, dafür umso mehr über den Mechanismus der Fiktion: die Tagebücher von Henry James, den er als Schriftsteller vorzieht, Sartres Flaubert-Biographie *Der Idiot der Familie*, Raymond Roussels Enthüllung *Wie ich einige meiner Werke schrieb*, die nur eine zusätzliche Verschlüsselung bewirkt hat.

Bildcontainer, Botschaften, Hefte

Man darf die Tatsache, daß Le Gac von der Malerei zur Photographie überging, als ästhetische Entscheidung werten. Der Vorgang war äußerst komplex und verlief auf verschiedenen Ebenen. Bis 1968 als Kunsterzieher in Béthune tätig, malt Le Gac in der nordfranzösischen Abgeschiedenheit großformatige abstrakte Landschaften, dann narrative, popartige Bilder, auch viele Aquarelle. Er will »naiv«, wie er sagt, als Künstler arrivieren, beschickt für teures Geld die Pariser Salons und Ausstellungen, von denen die Bilder kaum bemerkt zurückkommen.

Das Jahr 1968 bringt die Krise, den Entschluß, keine Bilder mehr zu machen. Le Gac faßt einen »Plan fürs Leben«: die *bâches* (Planen) oder auch *Bildcontainer*. Naturausschnitte und Photographien von Le Gacs ersten Aktionen im Freien werden mittels Dias und Schablonen auf Papier übertragen. Das Verfahren ist halbmechanisch und äußerst mühsam. Le Gac punktiert die Umrisse durch und trägt die Valeurs schichtweise mit Tusche auf, von Dunkeltönen bis zur Helligkeit und Leere. Abschied von der Natur und vom Original also, Übergang zur Vervielfältigung. Die Zeichenblätter wurden unter Transparentfolie gelegt und mit durchsichtigem Rand in Rahmen eingespannt. 22 *bâches* waren geplant, aber nicht alle sind ausgeführt. Es war die Idee, im eigenen Werk zu leben, sein Museum zu haben, mit ihm wie ein Zirkus herumzureisen, es auszupacken, sozusagen als Zelt zur Schau zu stellen, wissenschaftlich aufzubewahren. Zugleich war ans Gemälde im Gemälde gedacht, wenn die *bâches* im Freien standen, wie auf den Bildern von Magritte. Und drittens war die Ablösung von der Malerei vollzogen durch ein negatives, verweigertes Bild. Photos wurden nicht als Quelle des Naturalismus benutzt, sondern als Möglichkeit der Reduzierung, des Andeutens und Verschwindenlassens von Kunst. Le Gac wollte keine Werke mehr herstellen, sondern in ein utopisches, unsinniges Riesenprojekt alle verfügbare Zeit und Geduld investieren.

Die *bâches* bedeuteten einen Abschluß, bereiteten den Neuanfang vor. Als Le Gac 1968 nach Paris übersiedelte, entdeckte er die große Beweglichkeit von Postsendungen, die über eine Geheimtätigkeit zu berichten schienen: Manipulationen, Begehungen, Veränderungen und Bestückungen von Terrains und Stränden, Beobachtungen, Möglichkeiten vergangener oder zukünftiger Vorgänge. Le Gac dachte sich Zusammentreffen und Entsprechungen von Bildern aus, Probabilitäten, ein »inneres Kino«. Er verbreitete solche Bilder in Form von Annoncen und reichte auf Salons Beschreibungen von Zeichnungen anstelle der Reproduktion ein, er verschickte herausgerissene Kalenderblätter mit (Ferien-)Episoden. Zugleich erfolgte ein Wechsel vom Ich- zum Es-Stil. Die Manipulationen zeigen, wie der einheitliche Akt des Kunstmachens auseinanderfällt in eine »objektive Zone« und den Erlebnisraum. Die Photographien verfremden und ritualisieren Vorgänge, die sich von Ferienspielen, Kinderbeschäftigung zur Inbesitznahme einer Gegend durch Markierung und den Ausbau von Plätzen entwickelten.

Im Mai 1971 veranstaltete Le Gac seine erste Ausstellung »ohne Werke« in der Galerie Rive Droite in

Paris. Er zeigte *Messages*, Photos mit einem auffordernden, aus einem imaginären Zusammenhang gerissenen Satz. Die gleichen Geheimbotschaften wurden draußen von einem Lautsprecherwagen verlesen und als ausführliche Texte verschickt. Es war ein Zusammensetzspiel, eine Schnitzeljagd nach dem Ganzen an sich, auf angeblich noch fehlende Elemente verweisend. Schließlich wurden die Texte zusammenmontiert, in neue Rahmen eingesetzt und ergaben eine Retrospektive der Jahre 1968-1971 in Form von Heften, die auf der documenta 5 ausgelegt waren. Le Gac hatte seine Methode gefunden, die sich mit Land Art, mit Process Art berührt, ohne davon zu wissen. Es ist ein Übergang vom Kunstmachen zum Nachdenken über Kunst in Bildern.

Stellvertretend durch Le Gac erbittet sich die Kunst Bedenkzeit. Sie ist wie suspendiert, von der Affirmation der sechziger Jahre allerdings weiter entfernt als von der darauf folgenden Lebe-im-Kopf-Attitüde. Le Gac steht für das Meditieren des Künstlers über seine Situation, so wie man zehn Jahre vorher in Filmen über das Filmemachen nachgedacht hat. Selbst wenn Kunst unmöglich ist, scheint ihm die Existenz des Künstlers unbestreitbar. Indem er sich selbst ins Spiel bringt, sich aber auf scheinbar andere Figuren und Vorgänge zurückzieht, übt er das angestammte Recht der Erfindung. Eine Invention allerdings, welche ihre eigene Entstehung als Inhalt vorführt. Man kann dies an der Serie *Im Mini-Bus* (1974) ablesen. Le Gac reiht Reisephotos aus Südengland, an deren Anlaß er sich nicht mehr erinnert, willkürlich aneinander und stellt mit den Unterschriften einen erdachten Zusammenhang her, den dann auch die Bilder in scheinlogischer Folge zu honorieren scheinen.

Das Beispiel des Surrealismus

Dies Verfahren beruft sich auf die Arbeitsweise Raymond Roussels, der homophone, aber in der Bedeutung abweichende Wörter zu Handlungen kombinierte, die auf imaginärem Fundament in schönster Logik weiterbauten. Zugleich bewegt sich der Maler im Denkfeld der heutigen Semiotik, welche das Verhältnis von Bezeichnendem und Bezeichnetem in der Sprache untersucht. Er selbst geht dieser Beziehung im darstellenden Bereich nach, vermischt und verwischt aber die Bereiche. Sein Tun ist linguistischer Natur, es zeigt das Funktionieren von Kunst als Sprache auf, genauer: es zeigt darauf, denn hinter einleuchtenden Erklärungen entzieht sich die Arbeit wieder der Greifbarkeit. Der Kunstgriff, Maler und Modell in eins zu setzen, erweist sich als folgenreich für die Lektüre, die bei ihm stets eine doppelte ist.

Erhellend für das Aufeinander-Angewiesen-sein, aber auch das Einander-Ausweichen von Text und Bild bei Le Gac scheinen noch andere Parallelen: die *ficciones* von Jorge Luis Borges mit ihren Denklabyrinthen, oder auch die Erzählung *Morels Erfindung* von seinem argentinischen Landsmann Bioy Casares, in welcher eine Maschine vergangenes Leben immer von neuem re-produziert, bis der Erzähler eine Lücke findet und selbst in die perfekte Simulation eintritt. Hier ist die Verwandtschaft mit Le Gacs Technik des Glaubenmachens und seinem Verschwinden hinter dem Vorgestellten besonders eng.

Formal ist auf eine andere Ahnenschaft hinzuweisen: die Prosabücher der Surrealisten. Diese lehnten bekanntlich psychologische Literatur und Beschreibung überhaupt als positivistische Tautologie ab. Die Welt war für sie nicht deskriptiv, sondern nur als persönliches Erlebnis faßbar. Daher die zwischen Tagebuch, Lyrik und Essay springende Form jener zwei Texte, in denen sich die Vorstellung von surrealistischer Literatur konkretisiert hat: *Le paysan de Paris* (Pariser Landleben) von Louis Aragon und André Bretons *Nadja*. In beide Bücher sind anstatt Beschreibungen Photos eingesetzt, die weder etwas erläutern noch in einem Kontext stehen. Bewußt flau gehalten, lassen sie vielmehr den Leser die Lücken füllen und die gewollten Brüche der Prosa überspielen. Dasselbe Verfahren wurde bei den Illustrationen der Zeitschrift *La Révolution surréaliste* angewandt.

Le Gac noch näher steht der Umgang belgischer Surrealisten mit der Photographie. Für sie bedeuteten Bilder eine Sprache beziehungsweise, da die Bilder trügen, Verweigerung von Kommunikation. Durch die Amateurphotographie wurde es Paul Nougé und René Magritte möglich, solche Bilderrätsel zwanglos zu erproben, in Form von Gesellschaftsspielen. Sie selbst, ihre Frauen und Freunde waren die Statisten dieser lebenden Bilder. Es sind Einübungen in die verkehrte Welt. Die Posen, Objekte und Verkleidungen verweisen auf einen Hintergedanken, der sprachlos bleibt, aber zur Benennung durch Sprichwörter, literarische Titel, Gemeinplätze, entsinnlichtes oder sinnentleertes Wortmaterial also, herausfordert. Daß alle Bildersprachen unverbindlich bleiben, weil die Objekte und ihre Bezeichnung nicht aufeinanderpassen, wird im *Rebus* anschaulich gemacht.

Le Gac übernimmt solche Praktiken und den festen Teilnehmerkreis, seine Familie. Methoden und Ziele seiner gestörten Bilderzählungen sind allerdings völlig andere.

Die Unentschiedenheit der Text-Bild-Beziehung, die in allem dem verwandten Photoroman widerspricht, wird von ihm verabsolutiert; man hat zwei parallel laufende Diskurse vor sich. Einer kommt am anderen sozusagen zu Bewußtsein, schlüsselt sich durch den anderen auf, ohne sich an sich selbst abstützen, ohne aber auch vom Partner volle Aufklärung erwarten zu können: ein raffiniertes Reflektorspiel und insofern auch Lewis Carolls *Alice hinter den Spiegeln* verwandt.

Es liegt auf der gleichen Linie, daß Jean Le Gac die pseudoexotische, wie in der Fremde gemachte Wahrnehmung bestimmter Ausschnitte der Landschaft, die Aragon im *Paysan de Paris* zur neuen Mythologie erhob, auf seine Art fortführt. Spaziergänge, die er 1970/71 mit Christian Boltanski und Paul-Armand Gette unternimmt und durch Ansichtskarten dokumentiert, erfolgen in diesem Geist. Meist haben sie die künstliche Natur der im vorigen Jahrhundert angelegten Parks zum Ziel. Allerdings interessieren sie ihn nicht als Schauplatz heimlicher Passionen und Idolisierungen der Großstadt. Er setzt vielmehr die gezüchtete, anempfundene Natur in Parallele zur Inspiration des Künstlers, der ebenfalls eine parallele Welt, die der Abenteuer und Erlebnisse, vortäuscht. Aber Le Gac will nichts verändern wie die Surrealisten, er steht jenseits der Utopie. Das Sichtbare verstellt für ihn keine tiefere Realität; er verhilft ihm lediglich zu denkbaren Möglichkeiten.

Das Kunstwerk, unterwegs nach dem *chef-d'œuvre inconnu*, behält bei ihm einen Als-ob-Charakter. Es ist provisorisch, transitorisch, voller Sehnsucht nach dem, was einmal war und vielleicht wieder sein wird: der bedenkenlosen, wenn auch nicht gedankenlosen Malerei.

»Im übrigen« – und hier geht die anfangs zitierte Charakterisierung des Malers weiter –, »habe ich das Gefühl, daß er nach wie vor kein Werk schafft. Er ist, sicher ohne sein Wissen, in den anfangs erwähnten Prozeß verwickelt, mit dessen Abschluß es ihm nicht eilt, nämlich ein großer Künstler zu werden. Inzwischen ist er auf manches neugierig, wie jemand, der sich für eine später auszuführende Arbeit dokumentiert. Da er eine wesentlich höhere Auffassung vom Künstler hat und seine kleinen Interessen gesellschaftlich gesehen eher bescheiden sind, ist er versucht, sich solchen Betätigungen gegenüber in die bevorzugte Lage des Beobachters oder Kommentators zu versetzen, der für die Handlungsweise des Malers nicht verantwortlich ist: er sieht sich bei der Arbeit zu.«

Die Bildbiographie und der programmierte Ferien-Künstler

Und im Zuge dieser Beobachtung gerät ihm alles zum Werk, auch die Retrospektive, wörtlich: die Rückschau. Le Gac nimmt ihr das Endgültige, indem er seinem Werk eine weitere Fiktion unterlegt: die Biographie. Da er nicht greifbar »Kunst« hervorbringt, versetzt er sich in die Rolle jenes unbekannten Provinzmalers, dessen Bilder durch Nachlässigkeit oder Vergeßlichkeit verlorengingen, so daß man sein Œuvre später aus Anekdoten erschließen muß, in halbkriminalistischer Ermittlung. Le Gac ordnet seine Serien biographisch an, als seien sie in dieser Reihenfolge zur Illustrierung seines Werdegangs entstanden. Die typischen Stationen einer Künstlerkarriere sind belegt, die Marksteine der Monographie zusammengetragen. Nur die Person überlebt dank zufälliger, flüchtig aufgezeichneter Begebenheiten, sagt Le Gac humorvoll überspitzt und verweist auf Sartres Flaubert-Buch, welches das Werk enträtseln wollte, aber mit tausend Einzelheiten beim Autor verweilt. Und er zieht sich hinter die doppelte Vortäuschung einer im nachhinein konstruierten Bildbibliographie und eines konsequenten, erfüllten Künstlerlebens zurück, um weiter nachzudenken über das Paradox des Malers der, wie Diderot es für den Schauspieler erläutert hat, da am künstlichsten ist, wo er am natürlichsten wirkt.

Denn natürlich ist dieser Maler eine Kunstfigur. Der Kunsterzieher Le Gac hat aus der Tatsache, daß ihm vor allem die Schulferien Muße zur Arbeit gewähren, eine Zweiteilung seiner fiktiven ästhetischen Person in Künstler und Bürger, in Erleben und Nachvollzug gemacht; der an literarischen Mustern orientierte Bürger programmiert den Ferienkünstler; Kunst und Leben sind hier auf vieldeutige Art zur Deckung gebracht und zum Schein gegeneinander durchsichtig gemacht. Wo beginnt das Spiel, wenn es eines ist, wo endet es? Nie weicht der als Künstler eingeführte Le Gac von seinen Gewohnheiten ab, genausowenig wie etwa Sherlock Holmes bei Arthur Conan Doyle. Aber wo liegen die Grenzen zwischen dem Autor Le Gac und seiner gleichnamigen Hauptfigur?

Die Auflösung wird offenbar in seinen neuesten Arbeiten gegeben. Le Gac, der sich hartnäckig »Der

Maler« nennt, entdeckt in vorgetäuschter Unschuld, daß eben diese Malerfiktion sein eigentliches Werk ist. Heutzutage enthält kaum ein Œuvre so viele Anspielungen auf die Malerei und vor allem ihre Vertreter wie das Le Gacs. Allerdings treten diese nicht in intellektueller Abstraktion auf, sondern als naive Fiktionenmacher, wie jener ambulante Maler, der an Festtagen in Le Gacs Heimatort erschien.

Seine Bilder, »aus dem Gedächtnis gemalt«, wiesen »fiktive Räume« auf, es waren Werke der Erfindung. Die Erscheinung des Mannes selbst, sein Schlapphut, ließen aus Kindersicht auf ein abenteuerliches Leben schließen, das gleiche, das Le Gac in der Erzählung um Florent Max vorfindet oder sich selbst in den Ferien vorlebt. Diese Wanderkünstler sind von ihrem Tun besessen, wie auch Le Gac von sich glauben macht. Sind seine Bilder deswegen malerisch? Le Gac benutzt Postkartenlandschaften, er wählt nichtssagende Ausschnitte, die durch sein Davorstehen oder eine unverständliche, erst im Text erläuterte Handlung nobilitiert werden. Allegorie im Sinne der alten Malerei und Semiotik der Bild-Zeichen werden miteinander verquickt. Er kreiert geradezu Klischees, die Anspielungen und Déjà-vu-Erlebnisse einbeziehen. Er setzt stereotype Sätze aus Jugendbüchern in Bilder um, welche die Spannung solcher Lektüren mittransportieren sollen. Immer entspricht das Eindringen in seine Serien dem Hinterherlaufen hinter einem Zug, auf dessen letzten Wagen man springt, um dann nach vorne durchzugehen und an der Spitze endlich zu erfahren, wohin die Fahrt geht, welches Land und welche Leute man sehen wird.

Ein Künstlerleben (Fiktion) und die Nymphe Echo

Außer dem Künstlerlexikon enthält, glaube ich, kein anderes Buch so oft das Wort »Maler« wie das meine.
(Jean Le Gac, Le peintre de Tamaris, 1979)

Mit Künstlernovellen hat man, wohl der geringen Lebenstüchtigkeit ihrer Hauptfiguren wegen, schon ganze Sammelbände gefüllt. Auch an Künstlern als Romanhelden ist kein Mangel: vom Maler Nolten, der nicht malt, über den Grünen Heinrich, der dies ungewisse Metier an den Nagel hängt, bis hin zu jenem Claude Lantier in *L'Œuvre* von Emile Zola, in dem man ein verzerrtes Porträt Paul Cézannes erkannte – der Jugendfreund hatte sich wohl nicht so geradlinig entwickelt, wie es Zola, dem Engagierten, vorschweben mochte. Damit nicht genug, haben stattgefundene Künstlerviten den Schriftstellern als Rohstoff gedient. Nicht im Sinne der *biographie romancée*, unter der Michelangelo, Riemenschneider, Rubens und neuerdings besonders Caravaggio zu leiden haben, von den Bohémiens und Exoten an der Schwelle zur Moderne, Courbet etwa, Toulouse-Lautrec und Gauguin, ganz zu schweigen. Nein, ein Drieu La Rochelle, ein Antonin Artaud entwickelten aus dem Schicksal van Goghs das existentielle Märtyrerbild des Künstlers in gleichgültiger, sprich feindseliger Umgebung. Und der Nobelpreisträger Patrick White hat mit seinem *Vivisector* (Der Maler) einen europäisch geschulten Expressionisten gezeichnet, der sich am Konformismus Australiens (zer)reibt.

Inzwischen ist der Künstler in der Grisaille unserer Mediengesellschaft zum letzten Individualisten avanciert, zur unentbehrlichen Gegenfigur. Seine zu Lebzeiten eher unfreiwillige Exzentrik wird im nachhinein mit Rekordpreisen honoriert. Tanzt heute einer aus der Reihe, benimmt er sich nicht so, wie man es allgemein erwartet, dann ist ihm von einer gewissen Bekanntheitsschwelle an öffentlicher Dank für diese Abwechslung sicher. Andy Warhol, Joseph Beuys, der vitale A. R. Penck, auch eine streitbare Amazone wie Niki de Saint-Phalle sind sprechende Beispiele, manche davon in aller Munde. Andere Ereigniskünstler wie H. A. Schult oder Jörg Voith, der eine Riesenmumie den Rhein herunterfahren ließ und in der Sahara auf Sand baute, kämpfen noch um den Platz an der Sonne, den ein Christo dank seiner Verpackungen, welche den Blick auf Stadt und Land(schaft) veränderten, längst erreicht hat. Zumal man ihm die für nichts aufgewandte Leistungsfähigkeit seiner Unternehmen als Parallele zur eigenen Maloche hoch anrechnet; wer so viel Organisation in den Dienst des Ephemeren stellt, muß ein ganz Großer sein. Eine Grenze stellt die Appetitlichkeit dar. Als Fettkünstler hatte Beuys lange mit ihr zu kämpfen. Ein Hermann Nitsch konnte sie mit seinem Orgien-Mysterien-Theater nie überschreiten.

Daß Künstler aber für Künstler selbst zur Hauptfigur werden, ist eher selten und meist an eigene Lockerungsphasen gebunden. Francis Bacon lieferte ein berühmtes Beispiel, als er 1957 den entschlossen zum Motiv ausschreitenden van Gogh – wieder er! – zum Paradigma des Sich-Lösens von Konventionen machte.

Warum diese Überlegungen zu Le Gac? Weil in seinem Werk der Maler die Rolle des Magiers und *deus absconditus*, des verborgenen Gottes, spielt. Selten hat sich ein Künstler so viel mit Kunst, mit Kunst über Kunst, aber auch mit Dichtung zu Kunst befaßt. Borges ist unter seinen Leitfiguren zu nennen, dazu der Erzengel der Verhinderer, Marcel Duchamp, und René Magritte als Fabrikant peinturefeindlicher Denkbilder. Le Gac sinnt Bildern in Bildern, Bilderrätseln, Mustern in Teppichen, unbekannten Meisterwerken nach. Und dies alles, um Pinselei zu umgehen, Spontanergüsse zu vermeiden.

Die Surrealisten, auch sie Verächter bürgerlicher Erwartungen, ließen sich durch das Collage-Prinzip, welches Inspiration und Überschwang kappt, auch durch Tagträume und unpersönliche Techniken wie das Durchreiben und den Abklatsch ins Bild ziehen. Allerdings ist bei diesen Intellektuellen das Wissen um herkömmliche Bildmotive relativ hoch zu veranschlagen und dringt immer wieder durch, man denke nur an Max Ernst, André Masson oder den Erztraditionalisten Giorgio de Chirico. Immerhin, sie malten, je länger, desto museumswürdiger. Der mondäne Erfolg Salvador Dalis, die Anziehungskraft der Peggy-Guggenheim-Sammlung in Venedig sprechen für sich.

Von der Story Art zur Historienmalerei

Die Schaffenskurve Jean Le Gacs, wie sie sich nun als zwanzigjährige Praxis übersehen läßt, führt von der abstrakten, dann narrativen Malerei, die er aufgibt, nach einem langen Meditieren über Kunst und Künstler, das sich zweigleisig im Medium von Wort und Bild abspielt, zum Wiedererscheinen der Zeichnung, kommentiert durch Texte und Photos, schließlich in den achtziger Jahren zur Dominanz von Pastell und Farbstift. Gleichzeitig wachsen die Formate, die jedoch dank eingeschlossener Photographien und Schriftteile nie ihren von Illustrationen abgeleiteten Charakter verleugnen. Wie immer man diesen Weg durch die Photographie, die Story Art und die Text-Bild-Kombination beurteilen mag – zur freien Komposition, zum Bildentwurf aus Eingebung führt für Le Gac keine Entwicklung zurück. Seine Ikonographie stammt aus Jugendschriften, Abenteuergeschichten und Heftchenumschlägen, die Künstler oder ihre Hervorbringungen zum Thema haben und so etwas wie das kollektive ästhetische Unterbewußtsein der schweigenden Mehrheit oder des kleinbürgerlichen Mittelstandes darstellen.

Nimmt er, wie neuerdings, Aufträge für Historienbilder an, so heben diese stets auf die ästhetische und die volkstümliche Rezeption ab. Zur Tausendjahrfeier der Kapetinger, also der Monarchie in Frankreich, entwarf Le Gac 1987 ein Triptychon. Das Mittelbild ist eine Photographie. Sie zeigt als aufgeschlagenes Buch die von Jean Fouquet gemalte Chronik mit der Krönung des ersten französischen Königs Hugues Capet, gerahmt von Sammelalben mit Schokoladenbildchen und Kästchen-Bilderbögen, die rechts atmosphärisch in Farbstift wiedergegeben werden, während links der blaue Königsornat als Gewandstudie stark vergrößert in Pastell ausgeführt ist. Fazit: Jenes legendäre Ereignis ist nur nachträglich als durch Jugendillustrationen popularisiertes Buchwissen überliefert. Ein weiteres Beispiel. 1788, vor zweihundert Jahren, brach in der Dauphiné jene Protestaktion aus, die zur Generalversammlung der französischen Stände in Versailles und zum sogenannten Ballhausschwur führte. Jacques-Louis David wollte ihn in einem Riesengemälde verewigen, von dem nur Zeichnungen und eine Entwurfsfassung zustande kamen. Als das Museum zu Grenoble Le Gac aufforderte, sich mit dieser Volkserhebung, dieser Vor-Revolution, auseinanderzusetzen, wählte er einen Ausschnitt aus dem Davidschen Fragment, nämlich das Dienstpersonal, das während der historischen Sitzung bei wehenden Vorhängen – der Sturm der Geschichte – aus dem Fenster lehnt und übertrug ihn frei in sein Repräsentationssystem, das die volkstümliche Verarbeitung zum Thema hat und in Photo und Film übergehen kann.

Bilder zweiten Grades

Le Gac hat 1968 das Kunstmachen als Herausstellen von Objekten aufgegeben, um sich fast ausschließlich mit dem Künstler zu beschäftigen. In photoliterarischer, keineswegs dokumentarischer Form vermittelt er die Vorstellung, die man sich gemeinhin – sagen wir: in Unterhaltungsromanen, Filmen, Fernsehserien – vom Künstler macht.

Künstler sind dort herausgehobene Menschen, die sich mit ihrem Werk einschließen, ein geheimnisvolles, schöpferisches Doppelleben führen, auf Reisen gehen und dann Bilder malen, die nicht auf den ersten Blick einsichtig sind, weil offenbar ein Mehr, etwas anderes, eine geheime Absicht unterliegt.

Diesem Sonderstatus entspricht die umständliche Ausrüstung des Staffeleimalers, seine trivialliterarische Aufmachung in Cordsamt. Was Le Gac interessiert, ist also weniger das Verhältnis des Malers zum Motiv (und schon gar nicht zur Realität), sondern die Vorstellung der Allgemeinheit von Maler und Motiv (meinetwegen auch vom Modell). Gemäß dieser Vorstellung ist der Maler ein Fiktionenmacher, jemand, der sich etwas ausmalt, als ob es so wäre.

Hier setzt Le Gac an. Er gibt vor, Maler zu sein, bringt aber nur Bilder zweiten Grades hervor, Überlegungen über Bilder und Bildermachen, die wieder nur Photos als reproduzierte Bilder sein können, Photos von Einbildungen, Photos einer Künstlerfiktion (*Der Maler*), in den *Anekdoten* sogar nur Zeichnungen nach Photos. Man sieht den Maler bei der Arbeit und auf Reisen, vorgetäuschten oder echten. Hat die Reise stattgefunden, dann kann sich Le Gac nachher nicht mehr an die Anlässe zu seinen Photos erinnern und erfindet einfach einen Zusammenhang zwischen den Aufnahmen. Täuscht er dagegen eine Weltreise vor, indem er allerlei pseudoexotische Orte in Paris aufsucht – eine Pagode zum Beispiel, die verkleinerte Freiheitsstatue, das Treibhaus als Tropenersatz –, dann fügt er als Erläuterung angelesene Kurzgeschichten politisch-abenteuerlichen Inhalts dazu.

Oder er sucht in den Ferien – denn als Kunsterzieher arbeitet dieser Künstler angeblich nur, wenn schulfrei ist – Stätten in den Pyrenäen auf, die ihn an Wildwestfilme, Romane, Comics erinnern (*Der Ausflug*). Mit Vorliebe dichtet er Häusern und Personen Schicksale an (*Der Dekor*), ist unermüdlich geschichtenerfindend tätig, wie es die volkstümlichen Medien vom Artisten erwarten. Einmal macht er sich vor Reisebeginn Spickzettel mit Auszügen aus Jugendbüchern voller Erlebnis und Verfolgung, die er dann als *Abenteuerroman* vor dem Photoapparat nachstellt. Im Extremfall lebt er seine eigene angenommene Biographie als interessanter Künstler. Stets ergänzen sich Bild und Text auf die paradoxe Weise, daß eins dem anderen ausweicht, aber auch darauf verweist.

Ein Maigret der Malerei

Besser noch als auf Ausstellungen läßt sich diese Spurensuche in der Aufeinanderfolge von Buchseiten nachvollziehen. Das Werk Le Gacs zeitigt ein ganzes Regal von Veröffentlichungen. Es sind exquisit bebilderte und gedruckte Kataloge, Broschüren, Faszikel: eine Kunst für Bibliophile, ein Künstler für Leser, dessen Bändchen von einem geheimnisvollen Maler handeln, der er selber ist oder sein möchte.

Natürlich hat ein solches Vorgehen Wurzeln. Le Gac konsumiert altmodische Kriminal- und Spannungsgeschichten, er sammelt sprechende Romanumschläge mit ihren eingefrorenen Höhepunktszenen, bewundert die ungehemmte Phantasie von Autoren wie Jean Ray und Edgar Wallace. Erzählende Literatur liest er wenig, umso lieber aber die Tagebücher von Henry James mit ihren tausend möglichen Stoffen oder die

Schriften von Raymond Roussel. Roussel schrieb seine Romane *Locus solus* und *Impressionen aus Amerika* nach dem Prinzip des Gleichklangs (Homophonie) von in der Bedeutung abweichenden Wörtern, rein konstruierte Als-ob-Literatur also, wie auch der Argentinier Borges von bestimmten Gegebenheiten aus Geschichten zusammensetzt. Der Weg des Geschichtenerfindens führt dann labyrinthisch zum Autor zurück, so wie Le Gacs in der dritten Person vorgetragenen Maler- und Reisefiktionen letztlich alle zu ihm hinführen.

Alles was Rätsel und allmähliche Freilegung einer künstlerischen Wahrheit betrifft, von der Reste ungeklärt bleiben, fasziniert Le Gac, lockt ihn auch. Vor allem die Art, wie stückweise und in Separatveröffentlichungen das Werk von Fernando Pessoa zum Vorschein kam, lange nach seinem Tod im Jahr 1935.

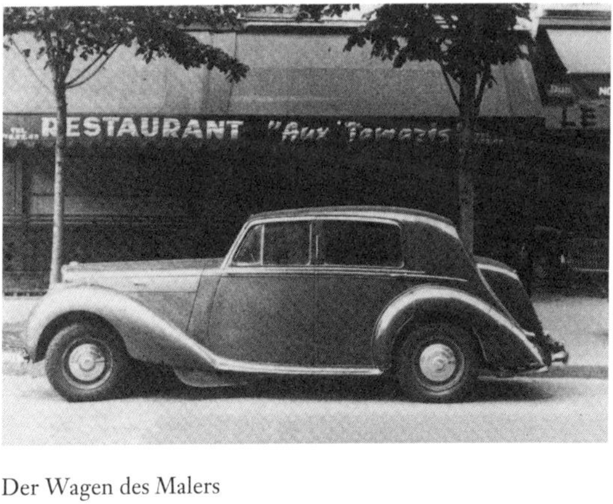

Der Wagen des Malers

Aus zwei großen Truhen mit über dreißigtausend Manuskriptseiten erstand das Œuvre eines großen Dichters, der unter verschiedenen Namen und in sehr variablen Formen einen Klassizisten, einen Modernisten, einen Futuristen etc. dichten und publizieren läßt. Er selbst erscheint verfremdet in den Schriften dieser anderen als Pessoa. Literatur simuliert also Leben, das sich nach diesem Entwurf zu richten hat. Die Person des Schöpfers dieser fiktiven Welt tritt unauffällig

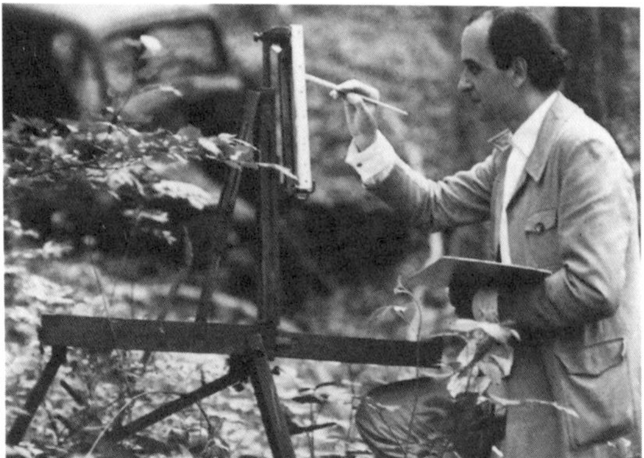

Der Maler, 1973

zurück – ein Doppel- und Dreifachleben, das in mehr als einer Hinsicht von Le Gac weitergeführt wird. Freilich ohne die existentielle Selbstverleugnung des Portugiesen, dieses Mannes ohne Individualität, aber mit mehreren Identitäten, der sich das literarische Leben, das ihm zu seiner Zeit in Lissabon abging, einfach selber erfand und vorspielte.

Daß Bild und Text einander, um Aufklärung heischend, nachlaufen, hatte es schon in den Zeitschriften und in den mit Photos illustrierten Romanen der Surrealisten gegeben. Desgleichen sind auch die Bilder – wie übrigens die relativ spät bekannt gewordenen Photos – des Belgiers René Magritte amüsant verschlüsselte Scharaden oder Denkspiele über die Illusion, daß sich beim Malen etwas abbilden ließe. Alles, was der Künstler kann, ist sich etwas einzubilden.

Die Nymphe Echo

Im Louvre gibt es ein Bild von Nicolas Poussin, das zwischen 1624 und 1630, in seinen ersten römischen Jahren entstanden ist. Es steht im Zeichen des geflügelten Amor, den man seitlich mit einer Brandfackel der Liebe gewahrt. Am Boden liegt in sich versunken ein schöner Jüngling. Er wendet der Szenerie ostentativ den Rücken zu. An die Felsen geschmiegt, fast in sie einsinkend, sieht man ein seltsam androgynes Wesen, halb Kind und halb knabenhaftes Mädchen, das wie auf Stimmen lauschend aus dem Bild herausschaut. Es ist die Nymphe Echo, die einst ihre Herrin Hera durch Geschwätz abgelenkt hatte, während Göttergatte Zeus mit anderen Waldnymphen schäkerte. Zur Strafe konnte sie fortan auf Geheiß Heras kein Gespräch mehr beginnen, nur noch die Worte anderer wiederholen:

> Nun verdoppelt Echo der Reden
> Ende und trägt nur die Worte zurück,
> die sie vorher gehört hat.

Dies berichtet Ovid im dritten Buch seiner *Metamorphosen*. Als Echo sich dem schönen, selbstverliebten

Knaben Narziß nicht erklären kann und abgewiesen wird, vergeht sie vor Liebeskummer:

> Die Stimme blieb, die Knochen sind,
> so erzählt man, zu Steinen geworden.
> Seitdem hält sie im Wald sich versteckt,
> wird gesehen an keinem Berg,
> doch von allen gehört.
> Was in ihr noch lebt, ist der Klang nur.
> (III, 398-401)

Diese traurige Geschichte der Nichtverständigung, des entstellten Diskurses, steht in merkwürdiger Parallele zu einem Schlüsselerlebnis Le Gacs, das die Wende in seiner Kunstübung herbeizuführen schien. Die Vorgeschichte: 1968 beschließt er, keine Bilder mehr zu malen. Die Übersiedlung aus der Provinz nach Paris fällt mit der Krise zusammen. Dort entdeckt er die große Beweglichkeit von Postsendungen, die über eine Geheimtätigkeit zu berichten scheinen: Begehung, Veränderung und Bestückung von Terrains und Stränden, Beobachtungen und Möglichkeiten. Le Gac denkt sich Zusammentreffen und Entsprechungen von Bildern aus, ein inneres Kino. Er verbreitet solche Bildideen in Form von Annoncen, reicht auf Salons Beschreibungen von Zeichnungen statt der Originale ein, verschickt herausgerissene Kalenderblätter mit (Ferien-)Episoden. Zugleich erfolgt ein distanzierender Wechsel von Ich- zum Es-Stil. Diese Manipulationen zeigen, wie der einheitliche Akt des Kunstmachens auseinanderfällt in eine scheinbar objektive Zone und den Erlebnisraum. Le Gacs Photographien verfremden und ritualisieren

Vorgänge, die sich aus Ferienspielen, Kinderbeschäftigung als Inbesitznahme eines Geländes durch Markierung und den Ausbau von Plätzen entwickeln.

Im Mai 1971 veranstaltet Le Gac seine erste Ausstellung ohne Werke in der Galerie Rive Droite in Paris. Er zeigt *Messages*, Photos mit einem auffordernden, aus dem – unbegreiflichen – Zusammenhang gerissenen Satz. Die gleichen Geheimbotschaften werden draußen von einem Lautsprecherwagen verlesen und als Texte verschickt. Schließlich montiert sie Le Gac in Form von 26 Heften (*Cahiers*) im Rahmen als Retrospektive der Jahre 1968-1971, die auf der documenta 5 ausgelegt werden (Museum Moderner Kunst, Wien). Le Gac hat seine Methode gefunden, die sich mit Land Art, Prozeß- und Konzeptkunst berührt. Es ist ein Übergang vom Kunstmachen zum Nachdenken über Kunst in Bildern. Und zwar durch andere hindurch.

Florent Max

1972 erscheint die schmale Publikation *Jean Le Gac/Florent Max*. Der zweite Name, eine Art Widerhall des Künstlers, ist der Erzählung *La rumeur dans la montagne* (Das Geräusch in den Bergen, 1921) von Maurice Renard entnommen, die Le Gac in den Pyrenäen bei Cauterets liest, wo es überraschende Echowirkungen gibt. Von der Koinzidenz mit dem Inhalt der Erzählung betroffen, druckt er sie, mit einem Vorspann und zwei eigenen, ihn selbst laufend, dann horchend und rufend zeigenden Photos illustriert, unter dem Doppelnamen als *lecture révélatrice* nach. Warum ist die Lektüre erhellend? In Renards altmodisch phantastischer Erzählung begibt sich der deprimierte Landschaftsmaler Florent Max – mit seinem pompösen Künstlernamen Ahne all der extravaganten Malerpseudonyme bei Le Gac – eines schönen Sommermorgens in voller Ausrüstung zum Motiv. Auf steilem Pfad zwischen Bergwand und Schlucht hört er bestrickende Laute wie das Summen von Telegraphendrähten oder eine Äolsharfe, die über mehrere Brechungen von weither zu kommen scheinen und nur an dieser einen Stelle zu vernehmen sind.

Offenbar sind es Stimmen aus fernen Breiten, die sich zu einer Sphärenharmonie, zur Polyphonie der Glückseligkeit bündeln, an der es unter allen Umständen teilzunehmen gilt. Florent Max versucht, durch Rufen Verbindung aufzunehmen – vergebens, das Echo ist nicht umkehrbar. Mit allen Sinnen lauschend, die Hände als Muschel an die Ohren gelegt, erliegt er den Sirenenklängen, die ihm einen als Kind gelesenen Reisebericht ins Gedächtnis rufen. Darin sehen Teilnehmer einer Karawane, in der glühenden Wüstenhitze Afrikas unterwegs, eine märchenhafte, von Luftspiegelungen herbeigezauberte Stadt vor sich.

An ihrer höchsten Stelle steht ein Glockenturm, auf dem ein Becken geschlagen wird, dessen Gong nun zu dem erwachsenen Florent Max zu dringen scheint. Weg mit der Malerei! Nur noch diesem Eden, diesem Lied ohne Worte will er leben, das Terrain kaufen und darauf einen Horchposten errichten. Doch es ist Gemeindeland, das man als Steinbruch nutzt. Als wieder einmal gesprengt wird, bleibt das Echo weg und der verzweifelt suchende Maler stürzt vom Abhang in die tiefe Schlucht.

Was diese rührende Geschichte mit dem Echo-Mythos zu tun hat, ist klar: die einseitige, irreversible, schließlich unterbrochene Mitteilung, der Nachhall von etwas Entschwundenem, vielleicht gar nicht mehr Existierendem, das fern in den Bergen erklingt:

Vox manet ... sonus est, qin vivit in illa.

Für Le Gac bedeutet dieser an realistischer Wiedergabe verzweifelnde Florent Max, der das Malen sein läßt und sich dem Widerhall ferner Großartigkeit ergibt, eine Art Präfiguration des eigenen Weges, nur daß er das Scheitern ins Positive wendet. Als er 1972 für den Katalog einer Ausstellung ohne Bilder seine Künstlerlaufbahn zusammenstellt, setzt er statt des eigenen Namens überall Florent Max ein, dessen fiktives Schicksal er sich so aneignet und überwindet. Denn Le Gac macht sich das Echo gefügig. Von nun an wird sein Werk aus lauter Brechungen und Spiegelungen bestehen, welche Jugendbilder echoartig aufgreifen, umformen, sich anpassen. So tastet sich Le Gac auf gewundenen, genußreichen Umwegen an das Kunstmachen heran. Doch über die bildhafte Zeichnung, welche Andeutung und Ironie gestattet, geht er (noch) nicht hinaus. Es bleibt eine letzte Distanz zum Terpentinrausch, wie Duchamp den darstellenden Umgang mit Ölfarben genannt hat. Auch das Rollenspiel gibt Le Gac nicht auf, kompliziert es sogar noch, indem er sich selbst, die eingesetzten Mittel und Erzählebenen verdoppelt, ja verdreifacht.

Als Beispiel diene die Serie *Le delassement du peintre (français)* – Die Entspannung des (französischen) Malers. Ihre Ausstellung hob mit großen »Studien« an, Photographien, die Le Gac selbst in einem altmodischen Korbsessel ruhend zeigen, das globetrotterisch wirkende Plaid auf den Knien. Neben ihm hält ein korrekt gekleideter Gefährte ein Ölbild hoch und betrachtet es kennerisch. Durch die weichgezeichnete Vergrößerung wirkt die Photographie, der die übliche, maschinengeschriebene und mit der Hand verbesserte Legende beigegeben ist, ausgesprochen malerisch. Ein andermal ist der Maler eingenickt. Auf seinem Schoß liegt ein Stapel illustrierter Bücher, am Stuhl lehnt ein Pastell. Damit ist die neue Art des Vorgehens angedeutet. Nach wie vor hält sich Le Gac an die Illustratoren seiner Jugend. Er zeichnet ihre Spannungsmomente als angehaltene Filmausschnitte nach und montiert sie mit getippten Beischriften und Photodetails, schwarzweiß oder in Farbe, zusammen. So kann er den Entstehungsprozeß und die Freude am Pastell, das dank seiner samtigen Flüchtigkeit Illusion und Illustration zugleich ist, mit ins Bild einbringen.

Auf diesen Leinwänden wohnt man Hypnosen und Horrorstücken bei, erlebt Großwildjagden und Dompteure, Indianer und Tuaregs, Cowboys und maskierte Banditen, immer in voller Aktion, doch humorvoll gebrochen durch das Augenzwinkern des Künstlers. Ein anderer Zyklus stellt 1985 solchen Sensationsauftritten mit frühen Flugzeugen, Zirkusleuten, Orientalen, ersten Rundfunkgeräten antithetisch und in gleicher Größe Buntphotos gegenüber, auf denen die Inspirationsquellen – Reiseberichte, Buchillustrationen – und das Malmaterial zu sehen sind. Bis Le Gac dann 1987, inzwischen zur flockigen, an Dégas und Vuillard geschulten Schnellmalerei mit Kohle und Pastell auf Kasein fortgeschritten, auch die

Bildtexte im Duktus der Hand einschreibt, die Bilder nicht mehr unterbricht, Photos wegläßt, aber ausgediente Projektionsapparate vor den Bildern aufstellt, so als sei all dies gefährliche Tun von Malern, die sich ungerührt und kaltblütig, von Staffeleien mit lauter angefangenen Leinwänden umstellt, mit Messerwerfern, Anarchisten und nackten Modellen auseinanderzusetzen haben, nur eine Vortäuschung belichteten Zelluloids, Illusion auf der Kinoleinwand.

L'œil écoute

Die Metapher des Lauschens und In-Sich-Hinein-Hörens taucht wiederholt als Bild auf. So in den *Images Bavardes*, den geschwätzigen Bildern von 1973. Am Bach sitzend, versucht Le Gac, aus dem lebhaft plätschernden Wasser einen tiefen Akkord herauszuhören, den Ostinatobaß – Florent Max sozusagen, der dem Geheimnis auf den Grund geht. Ein andermal flüstert er seinem jüngeren Begleiter etwas ins Ohr, abgewandt von der Menge, die ihm den Rücken zuwendet. Dieses akustische Absorbiertsein zeichnet die frühen Bildergeschichten aus. Konzentriert und wie taub für alles andere durchwandert Le Gac die Gegend, so als vernehme er gleichsam optisch eine tiefe Harmonie: *L'œil écoute* hatte schon Paul Claudel seine Aufsätze zur Kunst überschrieben.

Später, in den achtziger Jahren, sieht man den Maler während der Siesta mit geschlossenen Augen daliegen, als ob er horcht, oder passiv, als Echowand, einer Konversation folgt; abgewandt hört noch ein Dritter zu, der nichts Gutes im Schilde führt. Immer wieder spielt Le Gac mit den Bildern. Da liegen Männer, die vielleicht, wie in den Wildwestgeschichten einen Zug ausrauben wollen, horchend auf den Schienen. Andere hat man gefesselt dort abgelegt; ängstlich erwarten sie die Geräusche des herannahenden Zuges. Hier schlägt die Echometapher ins Triviale um, wie ja auch die Erzählung von Maurice Renard die Ebenen wechselt, einmal übertrieben ernsthaft und dann wieder sarkastisch unterlaufen.

Denn natürlich war jener etwas abgetakelte Landschafter Florent Max eine Klischeefigur, kamen die lockenden Stimmen, den Sirenen des Odysseus oder der Loreley gleich, aus Sagen und Märchen, ist die Traumstadt als Fata Morgana ein Topos kolonialer Händler, die Land und Leute zwar in Besitz nehmen, aber auch entzaubern, so daß sich das Geheimnis des Orients immer weiter zurückzieht, um schließlich zu erlöschen. Solchen Geheimnissen spüren Le Gacs Maler auf ihren Expeditionen nach, so wie er selbst als zweiter Florent Max dem Echo aus seiner wunder- und künstlergläubigen Jugend lauscht und vorgibt, an diese Abenteuer der Palette als Phantasiebeweger zu glauben. Daß ihre Illustratoren nach Photographien arbeiteten und ihre exotischen Schauplätze selten mit eigenen Augen gesehen hatten, sei nur als zusätzliches Paradox dieser Kunst-Kette erwähnt.

In passender Umgebung faßt 1986 eine Breitwand das Echo-Erlebnis zusammen. Sie wird für die Halle des ehemaligen Berghotels Furkablick ausgeführt, das nur noch im Hochsommer Künstlern seine Pforten öffnet. Le Gac liebt neuerdings dies Arbeiten vor Ort. Hier, in den Schweizer Alpen, hat er übereck auf zwei je vier

Meter langen Leinwänden das Echo Renards vergegenwärtigt. An beiden Enden steht der Maler vor der Staffelei, sichtlich der Künstler selber, elegant in Hut und Sportanzug als Filmstar im Gebirge. Rechts lauscht, links ruft er, wie in der Erzählung unter Zuhilfenahme der Hände. In einem endlos ablaufenden Kurzfilm mimt er zusätzlich die Geschichte von Florent Max. Doch nie wird der Ruf das Ohr erreichen, die Alpen liegen dazwischen. Und man begreift, daß die Kunst Einbildungen lediglich wiedergibt, so wie Narziß nur den verkürzten Nachklang der eigenen Worte hört und das Echo sich allmählich verzehrt, bis nur noch ein Hauch davon in der Luft schwebt.

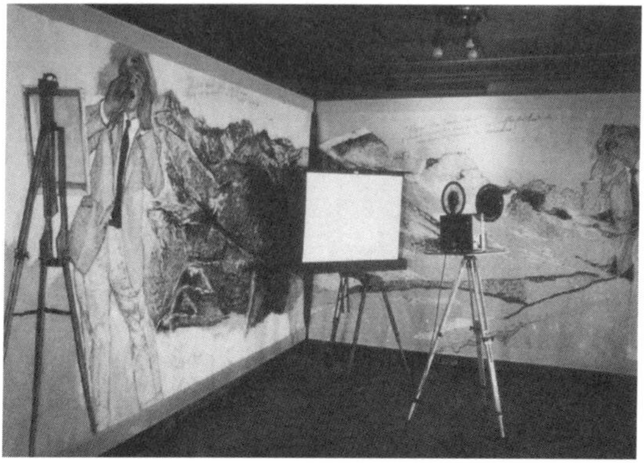

Das Echo in den Bergen, 1986

Anne und Patrick Poirier

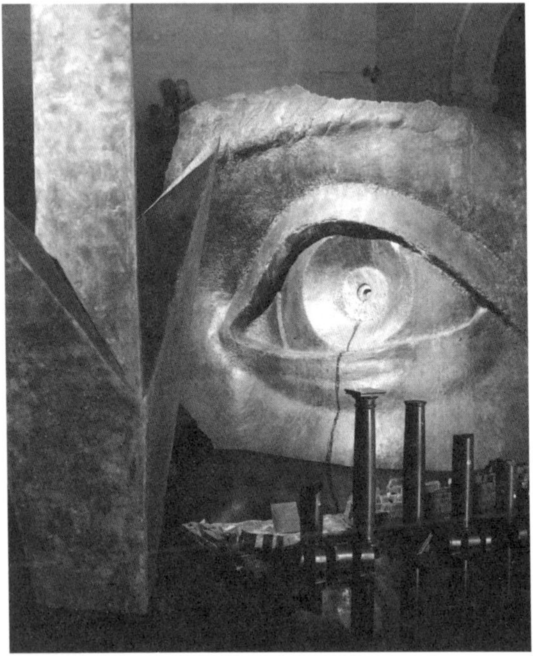

Skulptur Mimas, 1983

Zerstörung oder Rekonstruktion? Die künstlichen Ruinen von Anne und Patrick Poirier

Anstatt direkt über Anne und Patrick Poirier im Sinne einer Formen- und Inhaltsanalyse zu schreiben, werde ich mich nur auf sie beziehen, indem ich über Ruinen schreibe.

Ich entferne mich dabei weder von den Arbeiten noch von ihren Autoren; beiden hoffe ich vielmehr näherzukommen. Ich weiß aus Gesprächen mit den Künstlern, daß auch sie das Phänomen Ruine ständig befragen, daß sie sich in schöpferischer Auseinandersetzung mit der Ruinen-Kultur – dies Paradox wird nicht unser einziges bleiben – fühlen.

Gleich ergibt sich die Frage: Stehen wir vor Zerstörungen oder vor Rekonstruktionen, gehen die Künstler von einem vermutlichen Ganzen oder schon von Bruchstücken aus? Beides, muß die Antwort im Falle der Domus Aurea lauten. Die verlassene, lange nach ihrer Vernichtung wiederaufgesuchte Insel zum Beispiel ist von der protoplasmischen Masse eines Ruinenfeldes aus komponiert, ein Formentwurf, der die Erscheinung vor die Teile stellt, den eine Art an- und abschwellender Bewegung durchzieht: von den Einlässen über ausgedünnte Zonen zum Zentrum mit den Versammlungsorten; seitlich die Schiffsländen und Seeufer, wo das trümmerdurchsetzte Wasser und die zerfallenen Kais ineinander übergehen. Eine wüste Gegend, wie mit dem Hubschrauber erkundet, durch lange Erosion von Witterung und Katastrophen gleichgemacht. Und durch menschliche Eingriffe. Denn natürlich arbeiten auch die, welche Trümmerstätten Bausteine und Füllmaterial entnehmen, an den Ruinen weiter im Sinne ihrer Durchbrechung und Aushöhlung, oft der Unterminierung, auf welche der Zusammenfall und damit wieder eine neue Formenbildung erfolgt. Die Ruine gleicht hier einem Vulkan, dessen Tätigkeit sein Aussehen im Laufe der Zeit verändert. Oft ist das chaotische Geschiebe solcher Gesteinsmassen mit Ruinen verglichen worden, wie etwa von Goethe in seinem Aufsatz *Über den Granit* (1784). Aufnahmen des Siebengebirges von August Sander scheinen diesen Umwandlungsprozeß momentan stillzulegen. In bizarre Felsen hat man Ruinenstädte hineingesehen – wir nähern uns hier manieristisch-surrealistischen Verfahren. Auch die Ruinen von Anne und Patrick Poirier verändern sich, zerfallen, gehen in andere Zustände über: die Zeit und das Leben der Formen sind in sie eingebracht. Die Künstler rechnen damit, bedeutet doch für sie jede neue Installierung eine Weiterentwicklung. Nicht nur die jeweilige Umgebung verändert das Werk, auch die Zerstörung durch Transport, Souvenirmitnahmen, Auf- und Abbau tut es. Viele zeitgenössische Werke sind ja bewußt ruinös angelegt oder aus fermentierenden und zerfallenden Stoffen gemacht: der Zeitfaktor ist eingeplant, die

Veränderung vorgesehen, so daß sich Restauratoren die Frage stellen, ob man den Verfall beziehungsweise die Metamorphose aufhalten soll. Auch hier ist der von Riegl erkannte »Alterswert« angestrebt.

Der Exkurs hat uns nicht allzuweit von den Augentäuschungen der Natur entfernt; Rotsandsteingipfel des Berglandes Pfalz-Nordvogesen etwa sind den Burgruinen der gleichen Gegend zum Verwechseln ähnlich; »Die Felsen gleichen den Türmen, die Bergfriede den Felsspitzen«, notiert Victor Hugo 1865 in Annweiler; in den Cévennen bezeichnet man ein Karstgebiet geradezu als Alt-Montpellier. Diese zweite Sicht, diese Doppeldeutigkeit läßt sich auch an Ostia Antica, dem intuitiv erwanderten Stadtmodell der Poiriers beobachten. Es gibt hier plastisch behandelte Partien neben fast archäologischen, Natur sozusagen neben Kunst, beide im Übergang begriffen.

Andererseits hat das Werk Zonen, wo als intakt gedachte, ausgeführte Bauten methodisch abgerissen werden. Es ist jenes Areal der Domus Aurea, welches sich von Bautypen der Geschichte wie von deren imaginären Fortsetzungen herleitet: Die symbolisch funktionierende Stadt als Synthese modernen Umgangs mit früheren Kulturen, Utopien und Reiseberichten. Eine Entdeckungsfahrt ins kulturelle Unterbewußtsein der Menschheit vorlebend (und vorgebend), haben die Künstler diese Bauten sozusagen fachmännisch zerstört. Das Ergebnis ist eine Typologie der Ruine, eine Art Anschauungsunterricht vom unterschiedlichen Widerstand der Zivilisationen.

Betrachtet man die Poiriersche Bibliothek, kommt einem natürlich die verbrannte Bibliothek von Alexandria in den Sinn. Auch an die Erweiterung der

Pariser Nationalbibliothek in Form einer riesigen, bis an die Wölbung mit Myriaden Bänden bedeckten Tonne, wie sie Boullée plante, denkt man und an die Bibliothek von Babylon von Borges. Bei ihm wie bei Boullée haben wir bereits fiktive Bibliotheken vor uns, die das Unübersichtliche, Weiterweisende, nie mehr ganz zu Aktualisierende des menschlichen Wissens, das uferlos Mystische der Niederschriften veranschaulichen. Die Bibliothek von Anne und Patrick Poirier frappiert aber noch durch etwas anderes: die Dramatisierung der Ruine. Man kennt die Kriegsphotos aus eroberten Ländern oder Nachkriegsaufnahmen von bombardierten Städten. Sie sind alle enttäuschend, ohne gesteigertes Erlebnis; stumpfe, aufgeräumte Schutthaufen, im Falle von Flächenbränden eine gestörte Orientierung zeitigend. Um wieviel sprechender, obszöner, weil Intimes preisgebend ist die frische Ruine: Das durch eine Explosion entzweigeschnittene Haus mit seinen Eingeweiden. Ein Matta-Clark hat solche Sektionen als ästhetischen Vorgang zu nutzen versucht. Die Kunst-Ruine dagegen ist immer isoliert und dramatisiert. Als künstliche Ruine philosophischer Parks des 18. Jahrhunderts ist sie sogar mehrfach gebrochen. Nach allen Regeln in anspielungsreiche, vielfach mit Inschriften versehene Teile zerlegt, stellt sie ein Sprach- und Bedeutungssystem dar, eine moralisch-religiöse Aussage in der Art der Vanitas-Landschaften mit Ruinen oder der Architekturcapriccios, die seit dem Manierismus in Italien entstehen.

Die Katastrophe Pompejis, die uns Plinius der Jüngere überliefert hat – sein Onkel kam darin um –, wird vom klassischen Dichter ignoriert. Ihn fesselt das paradoxe Ergebnis: die durch Zerstörung erhalten gebliebene Stadt. Pompeji ist das Muster des Ruinenfeldes, in dem jeder sich selbst sucht, Antwort auf eigene Fragen erhält: die Ruine als Orakel, schließlich als Spiegel.

Wie nahe wir hier den erfundenen Ausgrabungsstätten Anne und Patrick Poiriers sind, beweisen Besucherbefragungen, wie sie etwa in der Ausstellung des Centre Pompidou in Paris vom Rundfunk angestellt wurden. Man machte sich Gedanken über die politische Struktur ihrer Agglomerationen, über die Art des Untergangs oder über die Dekadenz heutiger Künstler, die zusätzlich noch demolierten, wo doch die Wirklichkeit schon genügend Risse aufweise. Sprünge, die tieferliegende Ängste oder andere Antriebe durchdringen lassen. Ruinenstätten lockern unsere innere Sicherung, sie heben den Deckel, oder das Dach, vom Unterbewußten ab. Gerade Pompeji mit seinen Boudoirs und teilweise noch ausstaffierten Interieurs, alles in drangvoller Enge, hebt die künstliche Trennung der Wünsche auf, da man hier ineinander verflochten erlebt, was sonst sorgsam auseinandergehalten wird. Diese Situation mußte sich als Schaubild der Verdrängung, die Archäologie als Parallele zur Psychoanalyse anbieten, wie es denn auch in einer berühmten Schrift Sigmund Freuds von 1907, *Der Wahn und die Träume* in W. Jensens *Gradiva* geschehen ist: Es gibt wirklich keine bessere Analogie für die Verdrängung, die etwas Seelisches unzugänglich macht und zugleich konserviert, als die Verschüttung, wie sie Pompeji zum Schicksal geworden ist und aus der die Stadt durch die Arbeit des Spatens wieder erstehen konnte.

... Der Mnemosyne Stadt

Ihr Städte des Euphrats!
Ihr Gassen von Palmyra!
Ihr Säulenwälder in der Ebne der Wüste,
Was seid ihr?
(Friedrich Hölderlin, Lebensalter)

Erinnerung, die nicht von der geballten Ladung Verlust gesprengt wird, ist keine Tiefe.
(Botho Strauss, Beginnlosigkeit)

Memoria ist derzeit in aller Munde, der Kult der Erinnerung nimmt inflationäre Züge an. In einem Moment, da eine reine Oberflächenkultur den Zeitablauf zur ewigen Gegenwart ohne Einschnitte glättet, regt sich Neugier nach dem, was darunter sein mag. Es ist eine naive, fast ethnographische Neugier. Der Geschichtsverlust ist derart, daß jede Berührung mit gestern, vorgestern oder noch weiter zurück Züge von Entdeckung, ja von geheimer Offenbarung annimmt. Entsprechend aufgebläht scheint das gegenwärtige Interesse an Geschichte, das sich in einer Flut von Veröffentlichungen niederschlägt. Es ist vermutlich einfacher, sich in vergangene Mentalitäten zu versetzen, ein historisches Mikroklima oder die Struktur der langen Dauer zu studieren, als wirklich geschichtliche Zusammenhänge wahrzunehmen. Das eine heißt, sich Gewesenes im Ausschnitt vergrößert nahezubringen – genau das, was die Medien auch tun, freilich ohne jede Distanz; hier ist das konsumierende Subjekt absolut gesetzt. Im zweiten Fall wird der Aufnehmende relativiert; er schrumpft zu einem unter vielen zusammen: für uns Heutige eine wenig akzeptable Zumutung. Lieber läßt man sich auf fremde Kulturen ein, genauer, läßt sich in sie hineingleiten. Sie bieten ein exotisches Nirgendwo als Fluchtpunkt an, ohne Fühlung mit den eigenen Koordinaten; der Geschichtsbegriff, auch das Begreifen von Geschichte, bleiben ausgeschaltet. Indien, China, Altamerika, die Gebilde der Steppe und das Gold der Skythen werden genossen, ihre politisch-wirtschaftlichen Bedingtheiten nur gestreift. Und die Erinnerung in alledem? Sie ist es, die die momentane Existenz doch noch nach hinten verlängert und solche Erfahrung fordernd in die Zukunft projiziert; sie hält ein Zeit-Gefühl wach, das Sehnsucht nach Stichgrabungen weckt. Wenn alles fließt und alle ständig in Bewegung sind, läßt sich kaum noch ein fester Standpunkt gewinnen. Wie soll man da im Gewesenen wurzeln, auf einer festen Herkunft aufbauen? Allenfalls Sonden leistet sich der Zeitgenosse noch, der keiner mehr ist, eher ein Gleich-Zeitiger. Aber mit wem und was? Wer aufmerksam unsere aufgeputzten historischen Stadtkerne betrachtet, weiß, daß die Taue längst gekappt sind, obschon sich viele darum kümmern, daß nicht alle Fäden abreißen. Daher die unzähligen Heimatbücher und -chroniken, die Photo- und Postkartenalben der sich rasch hin zur Unkenntlichkeit ändernden Orte.

Daher auch das Durchschlagende eines Begriffs wie »Spurensicherung«, welcher der Polizeiarbeit entlehnt ist, dort aber heute wie ein Leihwort aus dem Kulturdiskurs wirkt, vorausgesetzt, die beiden Sphären begegnen sich überhaupt. Als »Spurensicherung« 1974 eine Ausstellung und drei Jahre danach ein Buch zur Kunst der Stunde bezeichnete, ließ sich die Breitenwirkung des Titels nicht voraussehen. Rasch verselbständigte er sich, wurde von Publizisten, Politikern, Verantwortlichen für Kultur und Vergangenheitsbewältigung aufgegriffen. Offenbar hatte er ein latentes Verlangen nach Rückkehr der Erinnerung und Wiederanbindung an die Geschichte benannt, ein Bedürfnis, das sich prononciert in Deutschland, gedämpfter in Österreich äußerte und noch längst nicht gestillt ist, hat sich doch die Geschichte seit den späten achtziger Jahren in Mittel- und Osteuropa von selbst wieder zu Wort gemeldet.

In Anne und Patrick Poirier schien die *Spurensicherung* anfangs wie verkörpert. 1970 an der Weltausstellung von Osaka beschäftigt, machten sie auf der Rückreise in Angkor, der alten Königs- und Tempelstadt der Khmer in Kambodscha, Station. Nicht nur der Ausdruck einer buddhistischen Theokratie faszinierte sie, der sich wiederholende, meditativ aufgeladene Reichtum an Skulpturen und Reliefs. Es war auch das Erlebnis, daß die von tropischer Feuchtigkeit zersetzte, von Wurzeln gesprengte Architektur im Grünen verschwand, von der Vegetation aufgesogen wurde, ständig neu freigelegt, dem Zerfall abgetrotzt und notdürftig gesichert werden mußte. Diese Dialektik aus sichtbar und versteckt, Fragment und

Ergänzung prägte sich ihnen ein, orientierte ihr Schaffen. Sie benennt auch den Grat zwischen Kunst und Wissenschaft, die lange gemeinsam und oft in derselben Person operiert haben; man denke an die Antikenfunde im Rom der Renaissance, an Berninis Laokoon-Bearbeitungen, an Winckelmann, an Thorvaldsens Ergänzungen des Äginetenfrieses und an die Tatsache, daß so gut wie alle Gründungskustoden der ersten Museen Künstler waren. Damals schien Wissenschaft noch die Kunst der Imagination am richtigen Ort zu sein; noch im fortgeschrittenen 19. Jahrhundert konnte ein Schliemann »Troja« ausgraben, indem er Homer beim Wort nahm.

Theogonien und literarische Texte wörtlich nehmen, antiken Spuren folgen und sie verinnerlichen, sich im Gehen ein Terrain aneignen, eigene Gedanken und Erfahrungen in den Parcours einbringen – das wurde nun zu Elementen der persönlichen Altertumserkundung von Anne und Patrick Poirier. Sie erwanderten Ostia antica, die Domus aurea, sowie andere Stätten um und in Rom, legten Herbarien, Steinsammlungen, fiktive Museen an, verflochten Überlieferung und eigenes Überlegen zu einem plastisch-poetischen Kommentar. Es entstanden Architekturmodellen gleichende Rekonstruktionen. Doch wurde Archäologie hier umgekehrt, denn es waren Orte der Imagination, *lieux de la mémoire*, die da der Vergessenheit entrissen wurden. Nicht Ausgräber waren die Poiriers, sondern Ruinenbaumeister. Ihre archäologischen Träume nährten sich aus Piranesi, der Villa Hadriana und Marguerite Yourcenar. Angeblich untergegangene Städte wie Ausée gaben das Geheimnis ihrer Population, ihrer Riten und Schicksale in Texten preis, die von geheimnisvollen Reisenden erzählt, aus aufgefundenen Tagebüchern erschlossen wurden. Stets gingen Forschung und Intuition ineinander über. Alte und neuere Utopien, die Entwürfe der französischen Revolutionsarchitektur flossen in ihre verkohlten Idealstädte ein, deren verordnete Funktionszuteilung auch etwas Bedrohliches hatte. Unermüdlich reisend, gliederten die Künstler ihren Stadtlandschaften neue Typen ein: Rotunden, Theater, die mittelalterliche Treppenpyramide.

Persönliche Archäologie? Im Grunde ging es um etwas anderes. Schon früh tauchten verbrannte Bibliotheken als Stillstand des Wissens und Verlöschen der Erinnerung auf. Im Umschlag bedeutete dies aber auch tabula rasa, Schärfen der eigenen Findigkeit, Auswertung von Spuren, die zu einer inneren Wirklichkeit führen, einer Verzweigung der Wege, wie Borges schreibt: der richtige muß nicht immer der faktisch nachprüfbare sein. Auch früh erfolgte die Gleichsetzung von Architektur und Gehirn, die räumliche Auffächerung der Memoria in Schädelform; die Kalotte bedeutet zugleich die Welt – man stößt hier auf alte kosmologische Vorstellungen, die durch die moderne Hirnforschung und ihre Lokalisierung der Sprech–, Denk- und Empfindungszentren aktualisiert worden sind. Andererseits gibt es Überschneidungen mit jenem Theater der Erinnerungen, das Giulio Camillo um 1530-1540 in Venedig aufbaute. Frances A. Yates hat ihm mit ihrem Buch *The Art of Memory*, einem Werk über Mnemotechniken von der Antike bis zur frühen Neuzeit, zu intensivem Nachruhm verholfen. Die Forscherin gehörte dem Kreis um das Londoner Warburg Institute an, dessen Arbeit, wie die der Poiriers, dem Weiterleben antiker Formen gilt.

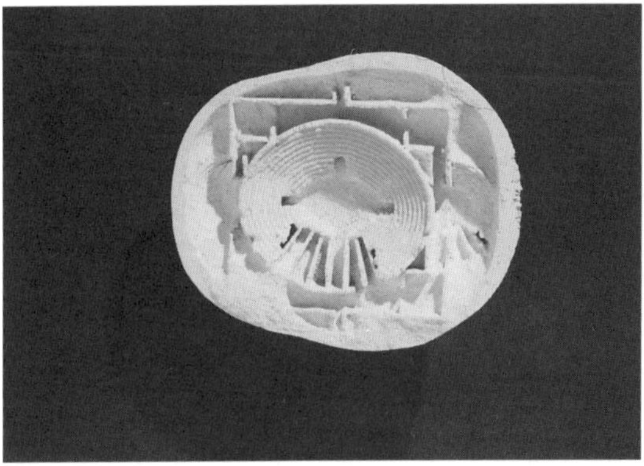

Mnemosyne, Archiv des Archäologen, Landschaft in einem Schädel, 1992

Letzten Winter stand lapidar über dem Portikus der Wiener Kunstakademie: »daedalus Aby Warburg Mnemosyne.« Das ehrwürdige Institut am Schillerplatz nahm für einige Wochen die Welt des Hamburger Kulturwissenschaftlers auf, dessen Ideen – er lebte von 1866 bis 1929 – in seinem letzten Jahrzehnt in eine öffentliche Bildersammlung zur Geschichte von Sternkunde und Sternglaube im Hamburger Planetarium sowie in den aus großen Schautafeln bestehenden Mnemosyne-Atlas mündeten. Mnemosyne, die kulturelle Erinnerung, war die Hausgöttin Warburgs, ihr Heiligtum, die von ihm begründete »Kulturwissenschaftliche Bibliothek«, für die er in Hamburg ein eigenes Gebäude mit ovalem Lesesaal errichten ließ. Die Wiener Ausstellung war um die Idee dieser Bibliothek zentriert und von Anne und Patrick Poirier eingerichtet worden. Beider Schaffen kreist ja seit langem um imaginäre Bibliotheken und um die architektonisch begriffene Hirnschale als Kuppelhaus des Wissens – fast eine Vorwegnahme des Warburgschen Bücherovals. Die Künstler fanden dafür eine einleuchtende Lösung. Sie ließen die astrologische Sammlung linear auf das schreinartig herausgehobene Bibliotheksmodell als Haus der Mnemosyne zulaufen, die nach beiden Seiten in einen weißen Kreuzgang mit Studierstuben für die einzelnen Bildtafeln ausstrahlte.

Nach der Familienlegende hatte Warburg das Recht des Erstgeborenen, die Leitung des eingesessenen väterlichen Bankhauses zu übernehmen, an seinen Bruder übertragen gegen das Versprechen, zeitlebens alle Bucheinkäufe finanziert zu bekommen. Seit 1912 begann Warburg systematisch Bücher über seine Arbeitsgebiete zu sammeln, die 1926, inzwischen auf sechzigtausend angewachsen, in den modern ausgerüsteten Bibliotheksbau mit überkuppeltem Lesesaal eingezogen. 1933 emigrierte Warburg nach London. Seither stellt diese Büchersammlung als Warburg Institute ein Zentrum der humanistischen Forschung dar.

Das aufgeschnittene Modell der Bibliothek hatten die Poiriers in eine Ellipse gestellt und die hintere Wand mit Notizzetteln aus dem Nachlaß Aby Warburgs gespickt, Gedankensplitter und Aphorismen gleich Gedichtfetzen des späten Hölderlin. Wissenschaft wurde hier als Prophetie begriffen. Sie bedeutet das Gewinnen von Klarheit aus dem Chaos, von Form aus diffuser Fülle. Darin bestand für Warburg auch die Leistung der Kunstwerke, die sich auf den thematisch geordneten Seiten des Mnemosyne-Atlas ausbreiten. Für ihn war diese Muse mit dem zungenbrecherischen Namen die Schutzpatronin seiner Recherche. Es ging, wie bei Anne und Patrick Poirier, um das Weiterleben antiker Formen und Pathosgesten über Renaissance und Barock bis in die Gegenwart hinein. Warburg suchte in diesem Motivfluß nach wiederkehrenden Strukturen, nach Konstanten des Ausdrucks als eine Art Menschheitspsychologie. Für ihn war Kultur Rettung auf Zeit. Die Deutung der Bilder bannt Gefahren, die dem Menschen als zugleich magischem und aufgeklärtem Wesen angeboren sind.

Wer war aber Mnemosyne nun wirklich, wenn der rätselhafte Name überhaupt eine Person verbirgt? Laut Edward Tripps *Lexikon der antiken Mythologie*, das sich auf die Hesiodsche Theogonie (135) stützt, eine »Titanin, Tochter der Ge (Erde) und des Uranos (Himmel). Sie schlief neun Tage mit Zeus in Pierien und gebar die neun Musen. Trotz ihres Platzes unter den Titanen scheint M. nicht mehr als eine Abstraktion gewesen zu sein [der Autor ist ein pragmatischer Brite]: die Künste, die in den Musen personifiziert sind, sind Kinder des Gedächtnisses.«

Das klingt, von den Musen abgesehen, wie eine Poiriersche Definition, so als habe es damals das Schreiben noch nicht gegeben oder als seien nur Bruchstücke von den Texten und den Bauten, in denen sie gefunden wurden, überliefert, jene *disiecta membra* oder unverbundenen Reste also, aus denen sie als Gedanken- und Spurenleser Vergangenheit (wieder)herstellen, in Wirklichkeit aber Gegenwart an der Schwelle zu einer ungewissen Zukunft produzieren. Was man bei ihnen für Ruinenkult gehalten hat, ist wohl eher der Code für eine Hieroglyphik des Gedächtnisses und seiner Schäden, die sich auch als Code einer – unserer – Zivilisation lesen läßt, die das Hirn zu Lasten der Mnemosyne hypertrophiert, in einer Flucht nach vorn, die wie freiwilliger Gedächtnisschwund anmutet.

Ihm stellen Anne und Patrick Poirier, die sich bei der Landung in geschichtsträchtigen Gegenden gern als Archäologen einschreiben, ihre sanfte Hartnäckigkeit entgegen. Jeder Ort ist für sie Mnemosyne, ob antike oder byzantinische Städte in Trümmern, Fundstätten aus islamischer, aus christlicher Zeit – alle erhalten diesen Namen, als gelte es, Erinnerung überhaupt zu retten, das Vermögen dazu zu erhalten. Natürlich ist auch Spiel dabei, wenn man so tut als ob, sich als Expedition versteht, sich in den Habitus, den imperialen Gestus früherer Ausgräber versetzt und den Abstand zur heutigen peniblen Schichtengrabung genießt, die auf Zusammenhänge, nicht mehr nur auf Einzelobjekte zielt.

Und doch ist es oft gerade das Einzelstück, in bescheidener Ausführung oder nur als Splitter, was die Erinnerung in Gang setzt. Bekanntlich hat Sigmund Freud seine psychoanalytische Methode jener der Archäologie angenähert: Beide brächten Verschüttetes ans Licht. Das setzte zwar sehr vereinfacht eine in Straten, wie abgelegte Akten organisierte Psyche voraus, anstatt des dynamischen Gemenges der innermenschlichen Wirklichkeit. Doch ist Freuds Vergleich insofern am Platz, als bei ihm die Konzentration

auf ein Objekt – zum Beispiel das Relief der Gradiva – zum Durchbruch der Erinnerung führte.
Eine zumindest entfernte Parallele besteht auch zur Theorie der *mémoire collective*. Von dem französischen Soziologen Maurice Halbwachs entwickelt, besagt sie, daß Gruppen ihre Identität mittels topographischer Fixierungen, wirklicher oder angenommener, finden.

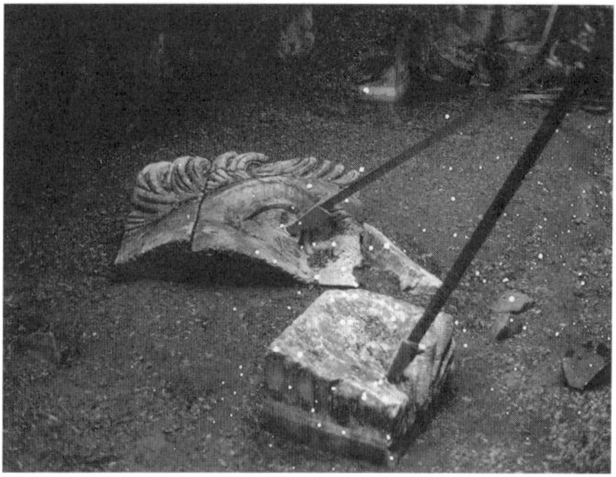

Der Tod des Ephialtes, Fattoria di Celle Pistoia, 1982

Für die Christenheit waren die heiligen Stätten in Jerusalem als Lebens- und Leidensstationen Christi solche Kristallisationspunkte, obschon es sich um ein imaginäres Netz handelte, nachdem alle realen Spuren bei der Zerstörung der Stadt durch die Römer im Jahre 70 n. Chr. untergegangen waren. Hierauf fußend, hat Pierre Nora kürzlich mit einer Gruppe von Historikern *les lieux de la mémoire* als jene Orte der

Erinnerung beschrieben, die Frankreichs Selbstverständnis als Nation konstituieren oder jedenfalls bis vor kurzem konstituiert haben. Denn auch auf diesem Gebiet ist der Gedächtnisverlust nun reißend, die Erinnerung nur noch punktuell.

Angesichts solcher Entwicklungen erhalten städtebauliche Eingriffe der Poiriers einen strukturierenden Sinn. Etwa in München, wo es 1990 darum ging, den Erweiterungsbau des Städtischen Archivs in Schwabing über eine stark befahrene Straße hinweg mit dem klassizistischen Portikus des Hallenbads gegenüber zu verklammern und trotz regen Verkehrs den Platzcharakter zu betonen. Den Künstlern gelang dieses mit zwei großen Augen in Marmorblöcken, einer in sich verschobenen klassischen Säule aus poliertem Edelstahl und einer goldenen Augenscheibe in der Archivwand. Die Blickstrahlen über die Straße hinweg meinen das Hin und Her zwischen gelebter und archivierter Geschichte, zwischen Vergessen und Erinnerung. *Oculus memoriae – oculus oblivionis*, steht auf den Steinen.

Im Zeichen der Erinnerung steht auch Friedrich Hölderlins große Hymne Mnemosyne, entstanden zwischen 1800 und 1805. In drei Fassungen nähert sie sich prozessual dem endgültigen Zustand. Aber auch dieser bedeutet kein Aufgehen in Harmonie, eher ein Zusammenfügen des Auseinanderstrebenden, Spröden.

Reif sind, in Feuer getaucht, gekochet
Die Frücht und auf der Erde geprüfet und ein Gesetz ist
Daß alles hineingeht, Schlangen gleich,
Prophetisch, träumend auf
Den Hügeln des Himmels. Und vieles
Wie auf den Schultern eine
Last von Scheitern ist
Zu behalten. Aber bös sind
Die Pfade. Nämlich unrecht,
Wie Rosse, gehn die gefangenen
Element und alten
Gesetze der Erd. Und immer
Ins Ungebundene gehet eine Sehnsucht. Vieles aber ist
Zu behalten. Und not die Treue.
Vorwärts aber und rückwärts wollen wir
Nicht sehn. Uns wiegen lassen, wie
Auf schwankem Kahne der See.
Wie aber Liebes? Sonnenschein
Am Boden sehen wir und trockenen Staub
Und heimatlich die Schatten der Wälder und es blühet
An Dächern der Rauch, bei alter Krone
Der Türme, friedsam; gut sind nämlich,
Hat gegenredend die Seele
Ein Himmlisches verwundet, die Tageszeichen.
Denn Schnee, wie Maienblumen
Das Edelmütige, wo
Es seie, bedeutend, glänzet auf
Der grünen Wiese

Der Alpen, hälftig, da, vom Kreuze redend, das
Gesetzt ist unterwegs einmal
Gestorbenen, auf hoher Straß
Ein Wandersmann geht zornig,
Fern ahnend mit
Dem andern, aber was ist dies?

Am Feigenbaum ist mein
Achilles mir gestorben,
Und Ajax liegt
An den Grotten der See,
An Bächen, benachbart dem Skamandros.
An Schläfen Sausen einst, nach
Der unbewegten Salamis steter
Gewohnheit, in der Fremd, ist groß
Ajax gestorben,
Patroklos aber in des Königes Harnisch. Und es starben
Noch andere viel. Am Kithäron aber lag
Eleutherä, der Mnemosyne Stadt. Der auch, als
Ablegte den Mantel Gott, das Abendliche nachher löste
Die Locken. Himmlische nämlich sind
Unwillig, wenn einer nicht die Seele schonend sich
Zusammengenommen, aber er muß doch; dem
Gleich fehlet die Trauer.

(Friedrich Hölderlin, Mnemosyne, dritte Fassung)

Hölderlin erfährt Mnemosyne doppeldeutig. Zum einen ist sie die Kraft des treuen Bewahrens und Behaltens als Grundlage künstlerischer Arbeit. Zum anderen aber drängt sie ins Ungebundene, weil sie immer auch an unwiderruflich Vergangenes, an das Tragische der Geschichte erinnert. Hölderlin sieht es in Ajax, Achill und Patroklos, den toten Helden der homerischen *Ilias* verkörpert. Weil ihr Schicksal Entgrenzung, Unendlichkeit bedeutet, identifiziert sich der Dichter mit ihnen. *Furor heroicus* und *furor poeticus* decken sich in seiner Sicht, die durch den Neuplatonismus und Giordano Bruno beeinflußt ist. Beide führen zur Selbstzerstörung in Zeiten des Umbruchs und der Untergänge, wie sie Hölderlin anfangs in apokalyptischen Bildern beschwört. Sie entstammen der Ekpyrosis als Auflösung der Erde in Feuer. Hölderlin fand diese Auffassung, die ihm auf seine eigene Gegenwart der Französischen Revolution und der napoleonischen Kriege gemünzt schien, in der Stoa vorgebildet. Stoisch ist auch der Widerstreit zwischen Ethos und Pathos, der die Hymne durchzieht, zwischen dem Bändigen der Sehnsucht zum Ungebundenen und dem sich ihr Hingeben. Die dichterische Existenz ist um diesen Preis und Mnemosyne nicht nur ein Schatzhaus der Erinnerung, sondern eine dynamische, ja dämonische Kraft, um die Aby Warburg sehr wohl wußte. Sie ist auch in den Ruinenstädten der Poiriers anwesend, begleitet ihren passionierten Umgang mit der Gigantomachie als Kampf zwischen Olymp und Titanen, eingrenzender Vernunft und schöpferischer Anarchie. Vergessen wir nicht – auch Mnemosyne war eine Titanin.

Memoria sei in aller Munde, sagten wir anfangs. Und deshalb schicken sich Anne und Patrick Poirier vielleicht an, sie ihrer Eigendynamik zu überlassen und die antikisierende Form aufzugeben. Jeder beruft sich heute auf die Erinnerung, so als hätten die ernsthaften Spiele der Poiriers, die dem Zeitgeist vorarbeiteten und schließlich massiv von ihm eingeholt wurden, doch schließlich Früchte getragen. Wenn Kunst überhaupt etwas bewirkt, dann auf diese subtile, scheinbar zeitferne oder zeitlose Art, die ihnen oft vorgeworfen wurde, die aber, wie sich jetzt zeigt, einer tieferen Wirklichkeit auf der Spur war. Abermals ist die Parallele zur Freudschen Methode deutlich, wenn seine »Archäologie« als künstlerische Prospektion verstanden wird. » ... der Mnemosyne Stadt«, von der Hölderlin in seiner rätselhaften Hymne spricht – sie steht nun komplett da., erstreckt sich nach allen Seiten, umfaßt viele Bastionen und Einsiedeleien des Geistes wie der Fiktion. Die Ausstellung im Palais Liechtenstein schlägt den Bogen von Ostia Antica, dem in Eigenerfahrung zurückverwandelten und von innen heraus rekonstruierten Hafenort, zur großen Mnemosyne-Polis der letzten Jahre. Insofern ist sie eine Retrospektive, die nun selbst zur Erinnerung wird. Und die Künstler, die schon einen Garten in Turin, eine Straßensituation in München als Übergang zum Heute, als Situation im Heute gestaltet haben, bedienen sich nun selbst der Zeugnisse der Gegenwart als *membra disiecta*. Vielleicht hat ihre Installation *Naufragis* (Schiffbrüche) Ende 1993 in Tarragona ein Zeichen gesetzt. Was sie im dortigen Hafen an Wracks und zerstörten Rümpfen vorfanden, wurde in der großen Halle zu einer düsteren Schiffsprozession gefügt, die sich auch als aktuelle Metapher lesen ließ. »Der Mnemosyne Stadt« kennt weder Ufer noch Grenzen.

Ex voto: ein Schiffsfriedhof Installation zum D-Day

Sankt Nikolaus war der Patron der Seeleute und Fischer. In den Gefahren des Meeres wurde er um Beistand angerufen und viele Kirchen in Küstennähe sind ihm geweiht. Innen hängte man zum Dank für gewährte Hilfe Votivschiffe auf, die in manchen Gotteshäusern am Meer noch von der Decke baumeln. *Ex voto* hießen diese Zeichen der Erinnerung, die modellhaft wirkliche Wasserfahrzeuge nachbildeten.

Auch in Caen, im Hinterland des Ärmelkanals, gibt es eine Kirche Saint-Nicolas. Sie steht seit dem Ende des 11. Jahrhunderts am höchsten Punkt einer Stadt, von der aus im Mittelalter das Herzogtum Normandie und, seit der Landung Wilhelms des Eroberers 1066 in Hastings, auch das Königreich England regiert wurde. Hier begann das offene Land, weshalb man von Saint-Nicolas-des-Champs sprach. Es ist ein purer Bau der Romanik mit Westwerk, quadratischem Vierungsturm und pyramidenförmigen Aufsätzen über den Absiden. Das Innere ist hell und scharfgeschnitten wie in dieser

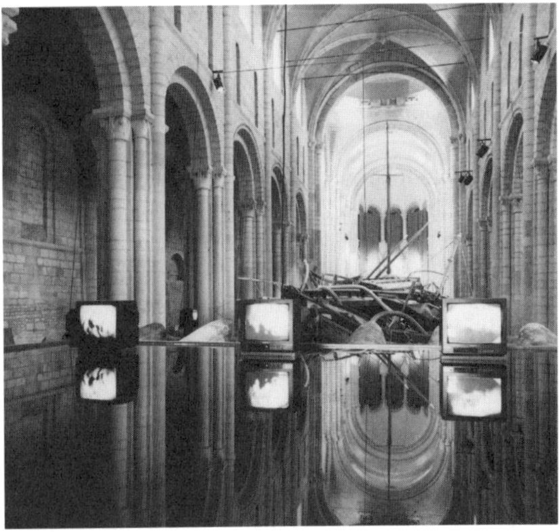

Ex voto, Caen, Saint-Nicolas, Sommer 1994

frühen Ingenieursarchitektur der Normandie üblich, deren Wand- und Pfeilersystem die Gotik ankündigt. Der Aufbau ist dreistöckig, die Rundbogenarkade hoch und klassisch. Ähnlichkeiten mit der nahen Abbaye-aux-Hommes sind unverkennbar, jener grandiosen Abtei, die Wilhelm der Eroberer, der dort auch begraben liegt, als Sühne eines Fehltritts – er heiratete seine Blutsverwandte Mathilde –, gegründet hatte. Und diesem Kloster verdankt Saint-Nicolas die Entstehung, nämlich als Pfarrei der vielen Menschen, die sich damals in Bourg l'Abbé um das Kloster ansiedelten. Die Kirche steht seit der Französischen Revolution leer; sie hat nacheinander die Kavallerie, einen Heuschober und Kleinindustrie aufgenommen und dient heute als Lapidarium für die Altertümer der unteren Normandie.

Ex voto sah man bei der Einfahrt in Caen auf einer Plakatwand prangen. Und *Ex voto* steht im gleichen hellen Rot auch auf dem Westportal. Die Kirche ist im Sommer 1994 zu neuem Leben erwacht, wenn dieser paradoxe Ausdruck paßt. Vor fünfzig Jahren landeten die Alliierten an den Küsten vor Caen; drei Monate tobte die Bataille de Normandie, ehe der deutsche Widerstand gebrochen und der Weg nach Paris und ins übrige Frankreich offen war. Genau so lange dauerte auch die Ausstellung von Anne und Patrick Poirier in der Kirche. Sie wurde im Gedenken an diese entscheidende Kriegshandlung von den regionalen Kulturbehörden in Auftrag gegeben.

Schon beim Näherkommen hört man das dumpfe Pochen, wie Trommelschlag oder Herzklopfen, das sich manchmal gefährlich beschleunigt und dann wieder in seinen unerbittlichen Rhythmus zurückfällt. Beim Betreten dann der Schock: der lichte Raum, den auch viele Einheimische zum ersten Mal sehen, hat sich in einen Schiffsfriedhof verwandelt. Die Bauglieder, Ornamente, kopflose Statuen, Gitter und Grabsteine des Lapidariums wurden säuberlich zur Seite geräumt. Statt dessen ein Geleitzug aus gestrandeten, schräg liegenden oder halb aufgerichteten Schiffsrümpfen, ausgeweidet oder noch mit Steuerruder, Segeln und Kabine. Es sind Barkassen, Küstensegler, Fischer- und Rettungsboote, meist aus

Holz und mit abblätterndem weißen, grauen und grünen Schutzanstrich, doch bemerkt man auch abgeschnittene Buge und Hecks aus rostigem Eisen. Die meisten Wracks wurden von dem Künstlerpaar an normannischen Stränden aufgetrieben, die Kriegsschiffsreste stammen aus dem Arsenal von Toulon.

Nur in der Mitte, genau unter der himmelhohen Vierung, steht ein Schiff gerade auf steilem Kiel; sein Mast reicht bis in den Turm. Mit der Rahe zusammen bildet er ein Kreuz. Darunter erklingen die Herztöne. Man bringt sie nun mit Plastikschläuchen in Verbindung, die von einem Rumpf zum andern durch den Raum schlingern und durch die in Stößen rote Flüssigkeit gepumpt wird, wie Blut, ein Rot, das auch in manchen Booten steht, große Tanks und das Weihwasserbecken anfüllt. Stoffbahnen in der gleichen Farbe verhüllen die Fenster und sind unter der Turmwölbung ausgespannt.

Die nun schon deutliche Engführung mit der alliierten Invasion vom 6. Juni 1944 akzentuiert sich noch durch Geschoßhülsen, Nachschubkisten, verschnürte Abwurfballen und olivfarbene Militärtragbahren, im Chorumgang aufgestellt oder an die Wand gelehnt. Vor allem steht da am Eingang als Barriere ein schwarzes Viereck aus Gummipontons, die Landebrücken trugen und von den Poiriers in Cherbourg entdeckt wurden. Darüber, vielleicht des Guten zuviel, ein rotes Becken mit Ölspiegel. Und darauf wieder drei Monitore mit den Gesichtern schlafender junger Männer, die mit den Wimpern zucken, sich herumdrehen, träumen. Sie sind das verletzliche Element in dieser Welt der Materialschlachten. Es sind jene, die kämpften, litten, starben – und es immer noch tun, fünfzig Jahre später mitten in Europa und an vielen Orten der Erde. Hier erhält die Installation der Poiriers ihre übergreifende, allgemeinmenschliche Dimension. Hier und auf den Monitoren zur Seite, von denen einen Augen anblicken, stillstehende Pupillen in lebenden Gesichtern, wie zum nicht-Vergessen, zur Wachsamkeit auffordernd.

In Saint-Nicolas wird kein Sieg besungen, keine Heldentat verklärt, sondern an einen totalen Krieg erinnert und an die Opfer, die der Kampf um die Freiheit forderte. *Ex voto* – der havarierte Geleitzug greift monumental die Idee der Votivgabe in Schiffsform wieder auf. Der Gedanke ist eindeutig und einleuchtend, aber auch symbolisch überhöht, weist die in »Schiffe« eingeteilte Kirche doch selbst Kreuzform auf, die an Christi Opfertod gemahnt. Und die Schiffsruinen erinnern an Caspar David Friedrichs berühmtes Bild.

Ist diese Symbolik überzogen? Man mag darüber auf dem verlassenen, romantisch verwilderten Friedhof neben der Kirche nachdenken, der einem abermals Friedrichsche Gemälde vor Augen stellt und in den die ziselierten Turmbündel der Abbaye-aux-Hommes hineinragen. Die Arbeit von Anne und Patrick Poirier galt von Anfang an der Erinnerung. Was zunächst nostalgische Ausgrabung und Sehnsucht nach alten Zivilisationen schien, hatte wohl immer schon zeitgenössische Bezüge und meinte die Gefährdung auch der eigenen Kultur. Diese stand in jenen entscheidenden Wochen nach der Landung auf der Kippe zur Bar-

barei, daher die Dramatisierung durch Fundstücke, die rechtens erscheint, geht doch das Völkermorden im Namen von Ideologie, ethnischem Reinheitswahn, Religion oder einfach aus atavistischer Feindschaft weiter. Kirche und Friedhof von Saint-Nicolas in Caen ergänzen einander. Angesichts der lockeren, volksfestartigen Begehung des historischen Ereignisses durch Bevölkerung und Befreier – »Welcome to our Liberators« steht überall gutgelaunt, und auch Deutsche sind willkommen – setzt das *Ex voto* der Poiriers einen spektakulären Akzent: Noch ist nicht alles gewonnen. Immerhin hieß ja auch Friedrichs Eismeer-Bild lange Zeit fälschlich *Die gescheiterte Hoffnung*.

Nikolaus Lang

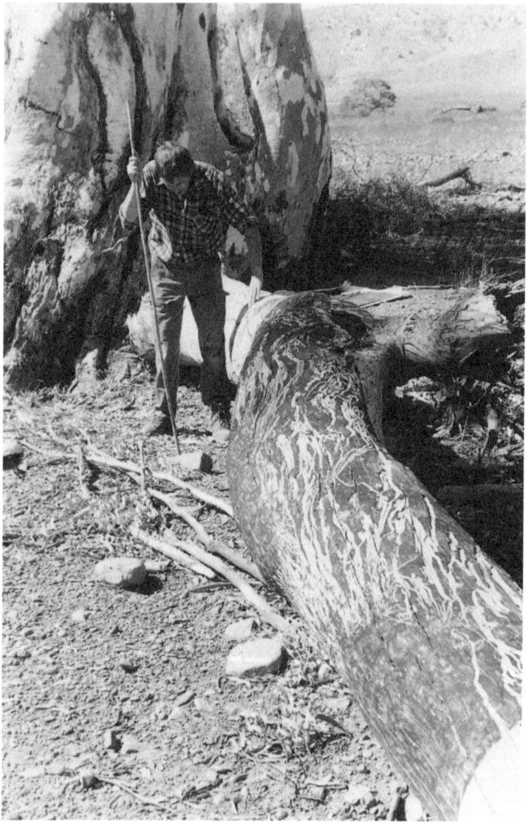

Insektenfraßspuren, Australien, März 1988

Farben Zeichen Steine

Die Arbeit von Nikolaus Lang entstand aus seinem einjährigen Studienaufenthalt in der Villa Romana zu Florenz. Wie schon in England, Japan und Bayern eignete sich der Künstler ein Umfeld schrittweise – zu Fuß und per Mofa – an. Diesmal war es das Gebiet südlich von Florenz. An den Ausfallstraßen fielen ihm leerstehende Häuser auf, die innen mit Graffiti bedeckt waren. Auf Feldern hob er bearbeitete Steine auf: rohe Steinzeitwerkzeuge, die der aufgepflügte Boden hier zutage bringt. Auf einer Fahrt nach Volterra sah er am Straßenrand lauter Farben: Sandgruben und Durchstiche, welche pigmenthaltige Schichten freilegen, jene Erdfarben also, die von den Etruskern und den toskanischen Künstlern des Quattrocento für ihre Fresken benutzt wurden, in ständig zunehmender Nuanciertheit der Valeurs und Mischungen. Im Sommer verbrachte Lang einen Monat in den ligurischen Alpen. Er zeltete in zweitausend Meter Höhe beim Mont Bego an der französisch-italienischen Grenze, wo sich aus dem Eneolithikum, der Bronze- und frühen Eisenzeit an die vierzigtausend Einritzungen auf Felsplatten erhalten haben, die von Gletschern glattgeschliffen wurden.

Solche Erfahrungen bewegten Lang, sich in drei grundlegende Akte: die Linie, die Farbe, die Herstellung von Werkzeug zu vertiefen. Wer will, kann hierin eine Präfiguration von Zeichnung, Malerei und Plastik sehen. Lang erarbeitet sie für sich selbst, gleichsam zum ersten Mal, wie neu, daher sein langsames Vorgehen, die testende Verwirklichung, die bewußt vor der Einfühlung in den eigentlichen künstlerischen Akt haltmacht.

Er legt eine Sammlung mehr oder weniger bearbeiteter Steine an, die er nach Handbüchern zu bestimmen sucht. Ebenso studiert er den vermutlichen Herstellungsprozeß und geht selbst daran, Steine nach dieser Methode zu behauen, die richtigen Stellen zu treffen, Klingen abzuspalten: ein Vorgang, der photographisch festgehalten wird.

Die Felsenzeichnungen am Mont Bego betreffen hauptsächlich Stierköpfe und Gehörne, Waffen und Gerät, stilisierte Menschen, vielleicht die Verehrung einer Rindergottheit, in jedem Fall eine Hirtenkultur, da die Herden, vor allem in der trockenen Bronzezeit, hier oben Seen und saftige Weiden rund um den lebenspendenden Berg antrafen. Solche Zeichnungen, die nur bei Streiflicht sichtbar werden, oft auch für Forscher nicht mehr auffindbar sind, hat Lang durchgerieben. Diese Entdeckung, das Sichtbarmachen, zu dem er Tage und Wochen benötigt, ist ein Einsicht stiftender Akt; das Nachfahren mit dem Stift dringt gestisch in die Kreation ein. Lang interessieren zudem die Überlagerungen der Zeichen bis ins Mittelalter und die Neuzeit hinein – eine Kontinuität graphischer Praxis. Er sucht sie sich – und uns – durch das Trennen der Schichten anschaulich zu machen. Das reflektierende Moment ist bei dieser einsamen Arbeit – nur zum Tee erscheint später ein Hirte – besonders ausgeprägt. Genau wird Tagebuch geführt, das Wiederfinden und Unterteilen der Abreibungsfläche erfordert eine bis ins einzelne durchdachte Methode.

Lang, der nicht in historischen Abläufen, wohl aber in kreativen Akten denkt, konfrontiert die Durchreibungen mit jenen modernen Graffiti. Berührte ihn in den Bergen die zeitliche Überlagerung, das Palimpsest der Generationen, so ist es hier das thematische und stilistische Mit- und Durcheinander von Erotika, Darstellungen aus der Comic- und Abenteuersphäre, Kinderzeichnungen als spontane graphische Äußerung Nichtgeschulter.

Besonders komplex gestaltete sich die Entdeckung der Farbe. In Palagio bei der Etruskergründung Volterra stieß Lang auf eine Fundgrube, in der die Pigmente zutage liegen. Sie sind in den Ton eingelagert, als rote, gelbe, grüne oder braune Flöze, aber auch, je nach geologischer Verwerfung oder Wasserverlauf, als Schlieren, Linsen, Klumpen. Lang trug zunächst die große Varietät von Farbproben zusammen, die er von dunkel nach hell, aber ohne ordnenden Anspruch, in drei Stufen präsentiert: als Brocken, gesiebt und gemahlen. Weitere Färbungen ergeben sich aus dem Zustand vor und nach dem Brennen. Für die Skala Rot-Braun-Gelb-Ocker ergaben sich sechzig Werte – eine grobe Vereinfachung gegenüber den

Mischungen und Durchdringungen in der Natur. Dann wurden in geduldiger Arbeit zwei Platten aus dem Ton gelöst, die eine mit braunroter Dominanz waagrecht, die andere auf grüner Basis senkrecht. Lang wandte eine Technik an, welche das Abnehmen von Fresken (strappo) mit der Befestigung von Gipsentwürfen verbindet. Der Verlauf, in Text und Bildern dokumentiert, war der folgende: Über dem Arbeitsplatz wurde ein Schutzdach angebracht, die Fläche nachts durch Feuer getrocknet, mehrfach mit Leim bestrichen und mit einer Leinwand beklebt. An ihr ist als rückseitige Armierung ein Raster aus Eschenstäben befestigt. Dann trieb Lang Keile unter die Erdschicht, bis sie sich abheben ließ. Er verringerte sie auf wenige Millimeter Dicke und ließ sie harttrocknen.

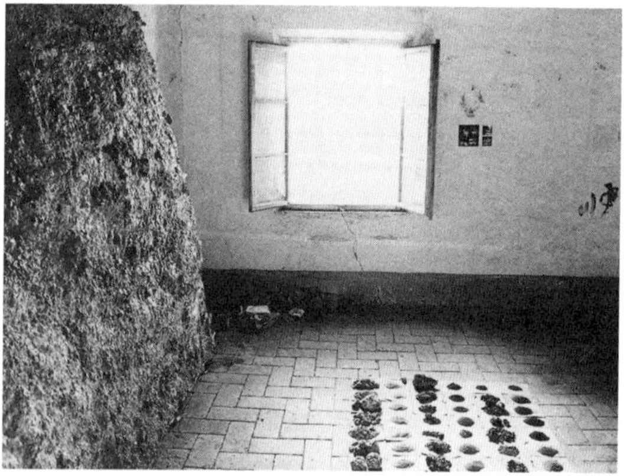

Versuche zur Sichtbarmachung von Erdfarben,
Palagio, Toskana, 1976-1977

Die Platten zeigen Verteilung und Verlauf der Farbeinschlüsse. Damit ist der Weg, den Lang abschreiten will, komplett. Er führt von den mineralischen Vorkommen der Farbe über ihre Herauslösung bis zur Erprobung der Valeurs an den Wänden oder als flüchtige Markierung auf Papier. In den gestaltenden Bereich dringt Lang nicht ein; er ist ohnehin ständig gegenwärtig. Zum einen lesen sich die Platten wie geologische Karten. Zum anderen aber suggeriert die sinnliche Präsenz der Farbe unmittelbar eine Bilderwelt aus Erde und Licht: von den etruskischen Totenfesten in den Grabkammern zu Tarquinia bis zum grünen Bibelzyklus von Uccello und Andrea da Firenzes ausgemaltem Kapitelsaal im Kreuzgang von Santa Maria Novella zu Florenz.

Gegen sich und andere gerichtet

Nikolaus Lang ist dem Kreislauf von Natur und Kunst auf der Spur. Er arbeitet in Oberbayern, am Rand des Murnauer Moores, aus dem Torf als Brennstoff gewonnen wurde. Der Abbau hat in dem sumpfigen Gelände Stiche und Gruben hinterlassen, eine plastische Landschaft, die den Bildhauer Lang zu Eingriffen verlockte. So hat er aus dem dunklen, porösen Material Gesichter und Gliedmaßen, einen Pferdeschädel und Fäuste herausgeschnitten. Bevor er die Reliefs ablöste, wurde die bearbeitete Wand auf Plastikhaut überformt. Als Hauptmotive schälen sich dort Köpfe und Hände heraus. Da die Figur, denn eine solche ist angedeutet, liegt, denkt man an ein prähistorisches Begräbnis mit Moorleiche, an einen Schädel von Tieropfern.

Überhaupt erinnern Langs *disiecta membra* an Ausgrabungsstätten archaischer Kulturen, an die Köpfe der Osterinsel, nicht zuletzt auch an Figuren und Firstbalken aus Baumfarnholz von den Neuen Hebriden. Nur daß seine Skulpturen, aus organischem Material gewonnen, nicht getrocknet und endgültig stillgelegt werden, sondern weiterleben. Der Künstler trennte sie mit den Blöcken dahinter ab und ließ sie als Schwertransport in seinen Garten bringen. Dort lagern sie auf Planken im Feuchten. Sie grünen, setzen Moos an und sind, sich wandelnd, am Wechsel der Jahreszeiten beteiligt.

Auf der documenta 8 sind die Natur-Kunststücke erstmals als Ausstellung eingerichtet. Dabei war für Bewässerung zu sorgen, damit die Zirkulation der Säfte nicht aussetzt. Nikolaus Lang zeigt den gesamten Prozeß: formale Anmutung durch Torfstiche, die ihrerseits Relikte der Arbeitswelt sind, Herausholen von Plastiken, die vom Amorphen, nun Ahn- und Tastbaren bis zu Händen und Masken reichen, endlich Ablösung und Vereinzelung der Teile, ihr Weiterleben und ihr erneuter Zusammenbau. So ergibt sich ein anschauliches Gleichnis für das Wechselspiel von Natur und Kunst und ihr Aufeinander-Angewiesensein. Alles ist im Fluß, verändert sich ständig. Kein Werk der Kunst läßt sich mehr wie zu seiner Entstehungszeit erfahren. Es wandelt sich ebenso wie unser Blick darauf. Das Leben der Formen, von dem Henri Focillon sprach, ist auch Teil der Naturgeschichte. Und diese wiederum wird durch den jeweiligen Stand – oder Zustand – der Kultur bedingt.

Ein Bumerang in die Gegenwart
Nikolaus Lang und Australien

Am Schrank klebt das Zeitungsphoto einer Wunderkammer. Nicht, daß Nikolaus Lang Kuriositäten aus Kunst und Natur aufhöbe wie jene fürstlichen Sammler, die sich früher solche Kabinette anlegen ließen, um ihre Neugier und auch das naturwissenschaftliche Interesse zu stillen. Aber der Anblick, den das Atelier in Bayersoien bietet, hat etwas von dieser Mischung. Da liegen Gerätschaften neben Waffen, Mineralien und Kleidungsstücken. Farb- und Gesteinsproben sind zu sehen, Gliedmaßen exotischer Tiere, Rindenschüsseln, ein Kohlewagen, Gras- und Federmäntel. Gut, sagt man sich: eine etwas sprunghafte anthropologische Sammlung, besonders weit gefächert und in ihr natürliches und soziales Umfeld eingebettet.

Aber bei näherem Hinsehen kommen Zweifel auf; dies ist keine systematische Kollektion. Das straußenartige Vogelbein steht auf einem Eisenkeil als Sockel. Das Emu-Ei, den Eingeborenen besonders teuer, ist grell touristisch graviert. Die Lanzen und Bumerangs wurden offenbar vom Künstler selber hergestellt, ein

Haufen Rohlinge liegt noch auf dem Boden. Dasselbe gilt für die Rindenschalen und einen Gutteil der scheinbar mesolithischen Steinabschläge darin, die anhand des Beispiels aufgelesener Werkzeuge hergestellt und ausprobiert wurden, um damit die Holzbearbeitung der Aborigines nachzuvollziehen.

Also ein Sich-Hineinversetzen? Auch das wäre noch zu simulierend und technikgeschichtlich gedacht. Hier spielt offenbar ein Europäer, als alles schon vorbei ist, die Besiedlung Australiens und die Verdrängung der Ureinwohner in sprechenden Situationen noch einmal durch. Ein solches Vorgehen ist zweischneidig, wie jene scharfen Geräte des Homo faber, die Sicheln, Schurscheren und Sensenblätter aus Sheffield, deren Schneiden Nikolaus Lang mit Kristall- und Quarzsplittern, schartigen Diamanten gleich, besetzt hat. So stellt er die Überfremdung auf den Kopf und legt unsere Errungenschaften in eine Steinzeit zurück, die in seinen Augen alles andere als primitiv war.

Umgekehrt holt er aus der Vorzeit, die in Australien gleichzeitig mit der unseren gewesen ist, einen Bumerang in die Gegenwart. Er hat ihn selbst mit eigens angefertigten Steinwerkzeugen hergestellt und geglättet, desgleichen sogenannte Todesspeere für die Exekutionskommandos der »Wilden«, deren Spitzen mit gefährlich glitzernden Opalspitzen als Widerhaken besetzt sind. Unter den Kratzern und Schabern, die man in langen Zügen über das harte Mulgaholz gleiten läßt, – ein Zahn im Stein gräbt die Rillen ein – fallen solche aus englischem Steinzeug und Glas auf. Das Material dazu wurde von den Eingeborenen auf den Rastplätzen der Kolonisten gefunden und dem eigenen Handwerkszeug einverleibt, das Holzgeräte mit gewellter, rhythmisch geschwungener Oberfläche hervorbringt. Auch die Porzellanisolatoren von Telegraphenleitungen wurden so genutzt. Man schlug sie von den Masten, nicht um die Verbindung zu stören, wie die Weißen dachten, sondern um sich des harten Materials zu versichern.

Nikolaus Lang hat längs der alten Sandwege die ehemaligen Raststätten ausfindig gemacht, Scherben gesammelt und sie zu einem Ladenschild mit TEA SUGAR FLOUR, der Grundnahrung im australischen Busch, zusammengesetzt, das es so in Wirklichkeit nie gegeben hat. In seinen Arbeiten, die auch dem Stilleben, dem Vanitasbild nahestehen, verdichtet er den Konflikt zweier Kulturen mittels Fundstücken und nachgeschaffenen Objekten zu ironischer Emblematik. Nie wird das Eingeborenenthema direkt angegangen, immer im Kontext einer zwar noch ganz frisch ablesbaren, aber schon längst wieder vergangenen Alltagsgeschichte. Er ist weder Prediger noch Ankläger und schon gar kein Richter, nur ein Fremder, ein von weither und verspätet Hinzugekommener, aus dem gleichen Europa wie jene Pioniere, die Australien besiedelt haben. Einer, der Bescheid weiß, der die Literatur kennt, ohne es besser zu wissen, ohne es letztlich auch besser zu machen. Denn obschon er die Tabus und die Gesetze der Gastfreundschaft respektiert, bleibt Lang doch als Künstler ein Weißer, der das Fundmaterial mit nach Hause nimmt und für seine Zwecke nutzt. Deshalb die sanfte Ironie und manchmal der Humor seines Tuns, der lockere Umgang mit dem Angetroffenen und dem selbst Erarbeiteten – was alles Engagement, ja Empörung über das sich immer noch fortsetzende Unrecht nicht ausschließt.

Ein visuelles Gedächtnis

Denn der Künstler, wie weit gespannt auch immer seine Interessen sein mögen, kam letztlich der Ureinwohner wegen nach Australien. Von den Europäern vertrieben, stellenweise ausgerottet, in Reservaten den Blicken entzogen, vegetiert ein Teil der Aborigines heute beschäftigungs- und perspektivenlos dahin. Jedoch nicht alle erliegen dem Alkohol und den Drogen. Die Forderung dieser Minderheit nach einem Ende der Diskriminierung wird, von Gerichtsurteilen und Landrückgaben unterstützt, gerade heute unüberhörbar, da sie mit dem Verlust ihrer Sprache auch die kulturelle Identität einzubüßen scheint.

Es sind solche Situationen der Entfremdung, die den Künstler beschäftigen, erleichtern sie ihm doch das Sichtbarmachen. Denn Lang sichert Spuren. Er legt ein visuelles Gedächtnis an, das nicht auf Fakten und Zahlen, sondern auf persönlicher Erfahrung beruht. Durch sein Nacherleben legt er Situationen offen, die sonst mit ihrem Umfeld verschüttet würden. Wegen der Ablesbarkeit ziehen ihn Momente des Umbruchs an. Von sich aus vermeidet dieser Künstler in seiner Arbeit jegliche Dramatik und Verdeutlichung. Didaktisches liegt ihm fern; das ausgewertete Fundstück, das in vieldeutige Emotion umgesetzte Dokument ist seine Domäne.

Schon immer hat er künstlerisch auf Einzelgänger, Außenseiter oder Randgruppen und ihr kulturell befruchtendes Anderssein reagiert. Es geschieht dies durch ein fast rituelles Aufspüren ihrer Wege und Aufenthalte, wobei er Bruchstücke vergangener Existenz zutage fördert. Bei diesem Einkreisen von Lebenswelten werden Methoden der Ethnologie und

Volkskunde, auch der Naturwissenschaften sehr persönlich eingesetzt. Das australische Werk bündelt die Stränge der bisherigen Arbeiten zu einem Ganzen von bestechender Sinnfälligkeit. Seit Lang 1967 im Museum of Mankind zu London erfuhr, daß die Aborigines jährlich unter großen Strapazen zu einem bestimmten Berg zogen, um von dort roten Ocker zu holen, wollte er nach Australien. 1979 ermöglichte ihm die Teilnahme an der Biennale von Sydney einen

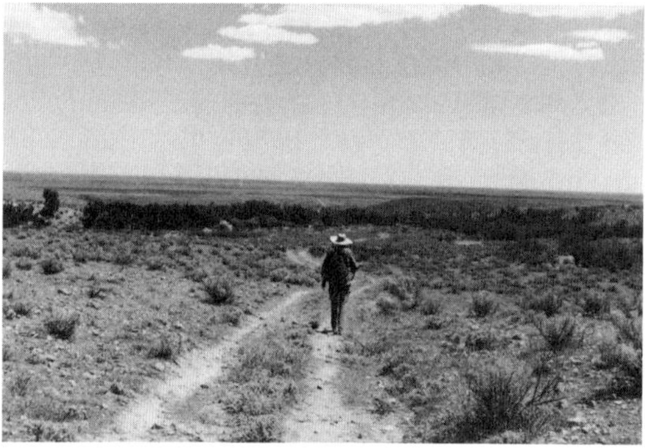

Nikolaus Lang in Australien, Flinders Ranges, März 1988

ersten Aufenthalt, dem später drei volle Jahre folgten. Meßtischblätter hatte er sich schon daheim beschafft und in Gedanken Felsen und Gebüsch durchschritten. Nun konnte Lang jene Ockersuche an Ort und Stelle nachvollziehen und eine Sammlung unterschiedlicher Farbtöne anlegen. Wie immer bei seinen Aktionen, spielte dabei die Zeit, die diesem Künstler oft davonläuft, eine bestimmende Rolle. Zu Fuß mit Zelt und Rucksack unterwegs, schlüpfte der Fährtensucher dann in einen natürlichen Rhythmus von Sonnenstand und Tageseinteilung. Die durch Landkarten, schwankende Ortsangaben und Schlüsse aus eigener Erfahrung gestützte Suche greift den Gestus früherer Forscher auf, mit den entsprechenden Rückschlägen und Umwegen.

In den Flinders Ranges

Wie ein roter Faden zieht sich die Geschichte vom Übeltäter, der nicht der Gesuchte war und doch zum Sündenbock wurde, thematisch wie topographisch durch die Ausstellung. Wieder gab die Lektüre alter Berichte den Anstoß. In den Flinders Ranges, jenem nackten Bergzug, der sich nördlich von Adelaide ins Innere des Landes vorschiebt, kam es 1856 zu einem tödlichen Überfall, gefolgt von einem Justizmord. In einem Racheakt wurde ein weißer Hirte von Aborigines erschlagen. Einen Schwarzen, den man fälschlich für den Anführer hielt, ließ man vom Tatort aus vierhundert Kilometer in Ketten neben den Pferden der Polizeibeamten herlaufen. Geschlagen und angeschossen, starb er nach der Einlieferung ins Gefängnis von Melrose – unschuldig, wie sich herausstellte.

Stellvertretend für die Opfer der Landnahme ist Lang diesem Kreuzweg Stück für Stück gefolgt, um dabei, wie in der Zeitmaschine, die Entwicklung des fünften Kontinents noch einmal zu durchwandern. Funde von Fossilien und Glasmeteoriten stehen für die Erdgeschichte; prähistorische Malerei, Welt der Eingeborenen und der Siedler stehen für die Kultur. In einen Grasmantel oder Umhang aus Emufedern gehüllt, hat Lang für sich ausprobiert und mit Selbstauslöser photographiert, was die Ureinwohner schon fast vergessen haben: das Herstellen von Stein- und Holzwerkzeugen, von Rindengefäßen und Grabstöcken, das Sammeln der Wurzeln, Wildfrüchte und Samen, aus denen auch eine Art Mehl gewonnen wurde. Die Tierwelt ist mit Emus und jenen Känguruhs und Dingo-Hunden präsent, die hier häufig überfahren oder getötet am Straßenrand liegen. Lang hat diesen Gang nicht in allen Einzelheiten dokumentiert, sondern einzelne Situationen zu Installationen verdichtet. Man durchstreift Kohle- und Erzvorkommen, stößt auf Niederlassungen, die infolge von Trockenheit oder schlechter Erträge wieder aufgegeben wurden. An Depots mit ausrangierten Gerätschaften läßt sich die Siedlungsgeschichte Australiens ablesen, die auch auf überwachsenen Friedhöfen mit den Gräbern meist jung verstorbener Einwanderer zu einem spricht. Das ganze Vorhaben hat Essaycharakter und eine offene, wechselnde Form.

Nikolaus Lang hat sich wie kaum ein anderer in Australien eingelebt und hineingedacht. Das spürten auch Einheimische, die ihm teils befremdet, teils fasziniert zusahen. Hier fühlt sich jemand beteiligt, fast verantwortlich, es ist wie die nachgeholte Auffindung. Alles ist noch so jung, die Spuren liegen derart offen zutage, daß sich von der unschuldigen Stunde Null und einem neuen Anfang träumen ließe. Nur in Australien kann man noch gleichzeitig die Entdeckungsliteratur lesen und sie durch jüngste Erkenntnisse von der Vorzeit dieser einst der südostasiatischen Landmasse anhängenden und vom heutigen Indonesien und Neuguinea aus besiedelten Insel ergänzen.

Andererseits ist die zeitgenössische Shorts- und Barbecuegesellschaft derart festzementiert und gegen jede Rückschau abgesichert, daß der unwiderrufliche Bruch, den Lang braucht, da ist. Und hier handelt er, der für die Rechte der Eingeborenen und ihre sinnvolle Integration wirbt, ganz als westlicher Künstler, der sich dieses australischen Materials für seine Zwekke bedient. Da hier die Erdzeitalter und Steinwerkzeuge bloßliegen, Urtiere an die Straße treten, Ureinwohner, wenn auch zur Unkenntlichkeit entfremdet, noch präsent sind, hat die Arbeit des Künstlers nichts Gesuchtes, sondern die Eindeutigkeit des Überschaubaren, die Selbstverständlichkeit täglichen Umgangs mit einer Welt, die er beherrscht, die ihn beherrscht. Nikolaus Lang und Australien – man muß die Begegnung als eine fruchtbare bezeichnen.

Deine Augen, meine Augen. Tindales Nachlaß
Die Arbeit beruft sich auf den australischen Anthropologen N. B. Tindale. Während einer Expedition in die Musgrave Ranges fertigte er 1933 in der Missionsstation Ernabella Kopfabgüsse von Eingeborenen des Stammes der Pitjandjara an, darunter den eines fünfzehnjährigen Jünglings. Dergleichen verstößt gegen die Überzeugung der Aborigines, daß mit dem Tode die Identität ausgelöscht wird, so daß Abgeschiedene sogar einen anderen Namen erhalten. Eigentlich hätten also die Büsten, die im Museum zu Adelaide vervielfältigt wurden und als ›Charakterköpfe‹ käuflich zu erwerben waren, inzwischen vernichtet werden müssen. Statt dessen stehen sie als angestaubte Ahnengalerie im Depot. Vielleicht war Tindale selbst als Feldforscher zunächst auf Objektivität aus. Im Museum aber,

das ja eine Kunstgalerie westlichen Stils ist, betonte man die Büste, die durch den Anstrich mit gelbbrauner Ölfarbe noch repräsentativen Charakter erhielt. Tindales Abformung vom liegenden Modell wurde in Adelaide aufgerichtet und die geschlossenen Augen wurden geöffnet.

Als Nikolaus Lang um die Genehmigung einkam, mit dem Kopf zu arbeiten, mußte er sich verpflichten, die Gesetze des Stammes einzuhalten. Er nahm im Museum einen Negativabdruck ab, von dem er ein Positiv goß. Das bei den Eingeborenen übliche Einschnüren der langen Haare mit einer Schnur aus Menschenhaar erinnert an eine altägyptische Figur. Dies wird in der Arbeit von Nikolaus Lang straffer und bildhauerischer betont; es ist nicht mehr der pittoreske Exote auf dem Sockel, sondern eine eigene Skulptur. Von dieser Büste hat Lang noch einmal sieben Negativgüsse abgeformt und ihnen Abgüsse seiner eigenen geschlossenen Augen eingesetzt, die bei indirektem Licht positiv erscheinen: Deine Augen, meine Augen.

Die Arbeit ist den sieben fast ausgestorbenen Stämmen der Flinders Ranges gewidmet. Sie spiegelt das einseitige Verhältnis von Schwarzen und Weißen. Für diese waren die Ureinwohner zunächst Barbaren, dann Kuriositäten aus der Steinzeit, die man im Salon aufstellte, schließlich Studienobjekte, denen man messend und mit wissenschaftlichem Eifer zuleibe ging. Indem Nikolaus Lang das Modell wieder hinlegt, entpersönlicht und mit seinen eigenen Augen versehen, kehrt er in symbolischem Tausch die Entwicklung um. Das Zupackende des weißen Blickes wird weniger selbstverständlich, wenn es auf einen selbst gerichtet ist; das künstlerische Gleichnis macht nachdenklich.

Hirnschiff

Red Gorge – in diesen roten Schluchten der Flinders Ranges findet sich die größte Ansammlung prähistorischer Steineinschlagungen weit und breit. Es ist wissenschaftliches Neuland, die Erfassung hat gerade begonnen. Nikolaus Lang stieß hier auf einen Durchschlupf, den man nur kriechend durchmessen kann. Wände und Boden waren geglättet und mit Einritzungen versehen, die im Seitenlicht zum Vorschein kamen, nachdem er sie mit den Fingerspitzen ertastet hatte. Es sind Schildkröten, Geckos, Eulen, Eidechsen, auch Tierpfoten und menschliche Hände. Manchmal liegt ein älteres, abstraktes Muster darunter. Auf den Platten am Ein-und Ausgang waren Kreise, Punkte, Spiralen, vielleicht Sonnen auszumachen.

Lang vermutete eine verlassene Kultstätte der Eingeborenen – nur Emus und Känguruhs kommen noch hierher – und beschloß, den engen Gang dreidimensional abzuformen. Er benutzte dazu Papierpulpe, einen Brei aus Baumwollfasern und Regenwasser. Auf die Felswände gepreßt, trocknet er schnell an und ergibt hauchfeine, haargenaue Abdrücke. Die Arbeit in dem niedrigen Korridor war mühsam und nahm bei extremen Temperaturen eine Woche in Anspruch. Im Atelier baute der Künstler die numerierten Teile zusammen. Der Hohlraum stülpte sich in Form eines Papierdrachens oder Luftschiffes aus und wurde mit Bambus ausgesteift. Innen ist nun außen, die Einritzungen ergeben feine Reliefs.

Um diesen vermeintlichen Kultort dem Andenken der Aborigines zu widmen, hängte Lang darin vierundzwanzig Papierabgüsse nach einem prähistorischen

Schädel auf und nannte das Gebilde *Hirnschiff*. Indem Spuren alter Religiosität eingefangen wurden, entstand dies fragile, wie vergeistigte Memorial eines ausgestorbenen Volkes.

Varrioota's Daydreams after his Escape near Aroona Homestead

Der Titel nimmt auf den Eingeborenen Bezug, der im Zusammenhang mit dem Mord von 1856 verdächtigt wurde, aber entkommen konnte. Tatsächlich suggeriert diese Abwicklung vom Ast eines riesigen gestürzten Flußeukalyptusbaumes Bilder von Träumen, von Strömungsvorgängen und Japonismen. Spiegelungen ohne oben und unten wie in den *Nymphéas*, den großen Seerosenbildern von Claude Monet in der Pariser Orangerie. Die Borke abschälend, enthüllt Lang hier die unbewußt künstlerische Tätig-

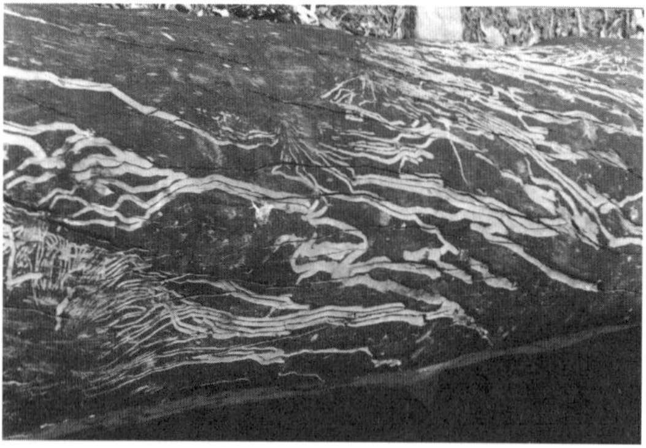

Insektenfraßspuren in einem Eukalyptusbaum, Mount Little Station, Australien, März 1988

keit der Natur. An Bäumen fielen ihm die Spuren von Insekten auf, deren Larven sich in labyrinthischen Wegen unter der Rinde durchfressen und Muster hinterlassen, die er einfärbt und wie schwarzweiße Holzschnitte abdruckt, den alten Naturselbstdrucken der Botaniker und den Frottagen von Max Ernst in seiner *Histoire Naturelle* vergleichbar: Kalligramme der Natur im Übergang zur Kunst.

Jagen und gejagt werden – eine Allegorie Australiens

Dingos und Känguruhs sind die Figuren dieses Stückes, das Lang eine Allegorie nennt. Dingos waren von den Aborigines domestizierte und zur Jagd auf Känguruhs abgerichtete Hunde, die seitdem wieder verwildert sind. Um sie am Herumstreunen zu hindern, zogen Züchter den sogenannten Dog Fence durch Australien, der die Grenze zwischen Weideland und Wüste markiert. An diesem Zaun fand Lang zwei tote Tiere, wohl vergiftet und als Trophäen angebracht, da ohne Einschüsse. Er mumifizierte die Kadaver, die er teerte und federte und mit aufgetragenen Ockerflecken von jedem Naturalismus in der Präparierung löste. Ihre gestreckte, fliehende Gestalt erinnert an Steppenkunst, an skythische Bronzereliefs. Mumifizierte Känguruhs, die er unter einem Felsüberhang und in einer Ruine gefunden hatte, präparierte er mit Teer- und Pflanzenfaserschichten. Von allen mumifizierten Tieren, den Dingos und den Känguruhs, goß er je zwei papierdünne Häute aus Hanf und Leim.

Die ineinander verknäuelten Glieder sind zu widernatürlichen Figurationen verschoben. Das Bestäuben mit rotem Ocker hat sie weiter verfremdet. Wie die Aufstellung im Raum zeigt, findet hier im allegorischen Gewand eine ziemlich aggressive Aussage statt. Die Tierhüllen nehmen nach dem Tod eine neue, fast surreale Wirklichkeit an. Sie sind wie auf Stelzen abgestützt. Das eine Känguruh steht auf Reibsteinen der Eingeborenen, das zweite auf Bergbauwerkzeugen, das dritte auf Emblemen der Landwirtschaft: Kuhhorn, Eisenkeil und Pflugschar. Die drei Stelzen des einen Dingos stehen links auf einer hölzernen Spielzeugpistole, rechts auf einem Flugzeug aus Blech und hinten auf einer Maurerkelle und einem Gebetbuch mit Kruzifix; die Stelzen des anderen Dingos stehen auf einem goldenen Unterteller, in einem Zinn-Bierkrug und in zwei übereinandergestapelten Flaschenhälsen. Von den drei Känguruhs ist eins mit Emufedern ausgestopft, ein zweites mit loser Schafwolle und ein drittes mit Wollproben – als Hinweis auf die Schafzucht und darauf, daß aus Europa eingeführte Tiere einheimischen Arten den Platz wegnehmen; jährlich wird eine Million Känguruhs abgeschossen.

Lang hat die Tiere wie Requisiten behandelt. Sie erscheinen auf Aktionsphotos aus Australien und sollen auch vor bayerischer Kulisse photographiert werden, um die Verfremdung augenfällig zu machen. In dieser Arbeit sind sie in zwei Ebenen übereinander angeordnet. Am Boden gleiten sie dreidimensional durch den Raum: hier hetzen Känguruhs die Hunde. An der Wand wird diese verkehrte Welt wieder richtig gestellt: Jetzt verfolgen Dingos die Beuteltiere – eine irreale, wilde Jagd, die insgesamt auf das Verhältnis Weiß/Schwarz anspielt, im weiteren Sinn aber auch das Jagen des Künstlers nach Realität als Chimäre entlarvt. Weil sie Tabus umstieß, hat diese Arbeit in Australien Berührungsängste geweckt.

Kulturhaufen

In Analogie zu den Schrottplätzen der Höfe im australischen Outback, wo sich Ausrangiertes und Abgenutztes aus allen Phasen der Besiedlung mischt, stapelt Nikolaus hier Dinge, die er vorgefunden, transformiert oder als Simulation selbst fabriziert hat. Sein Kulturhaufen, später Ausläufer der Wunderkammer, spiegelt zudem ironisch die neuerliche Inbesitznahme des fernen Erdteils, diesmal durch einen Künstler aus Deutschland, der die Eingeborenen als geniale Spurensicherer nur bewundern kann, aber der auch vom Mut und Erfindungsgeist früher Kolonisten fasziniert ist.

Da ist die sogenannte Reiterfigur: zwei durchlaufende Eisenbänder in Form einer Gabel, ursprünglich Teile einer Erntemaschine, verbunden mit einem halben, auf beiden Seiten aufgebogenen Reifen. Lang reibt gelben, mit Milch angerührten Ocker auf das Metall und überführt zufällig angetroffenes Material in Kunst. Er baut Skulpturen daraus oder macht die Reste, durch Zeit und Gebrauch aufgeladen, zu Bedeutungsträgern. Etwa die handgeschmiedeten, mächtigen Spannvorrichtungen, die bei Wasserbohrungen verwendet wurde. In das Eisen sind Beschimpfungen eingeschlagen, die ein militanter Eingeborener ihm gegenüber gebrauchte: »Fucking Mother Earth, Fukking Anthropologists, Fucking Missionaries, Fucking Artists.« So sah sich der von weither aus der Kälte Kommende selbst unter die Ausbeuter eingereiht – eine selbstironische Erfahrung.

Auf Baumrinden, die im Wilpena Pound, einer bewachsenen kraterähnlichen Bergformation, aufgelesen wurden, sind die Hauptfarben der Aborigines aufgetragen. Zu Kuchen geformt, kann man die mineralischen Pigmente in einer Rindenwanne sehen.

Die künstlerische Aneignung einer fremden Kultur durch den Hergereisten kommt sprechend in den Utensilien von Rinderhirten (Jackeroos) zum Ausdruck. Es gibt den Teekessel, kurz ›Billy‹ geheißen, ferner Wassersack, Hut und Sattel; das katholische, mit Menschenhaarschnur umwickelte Gebetbuch und die Lederjacke. Alles wurde mit flüssigem Ocker aus der Plastikflasche eingesprüht. Die Lederweste hat Lang umgedreht, mit braunen Farbstreifen versehen und ›aboriginisiert‹. Das besagt auch die Schrift aus aufgenähten Perlmuttknöpfen: »Wearing sombody's jacket, Eines anderen Jacke tragen«, sich eine fremde Kultur anziehen – ein humorvoller Blick des Künstlers in den Spiegel während der eigenen Mimikry.

»Terra nullius« lautet eine weitere, aus Steinwerkzeugen gefügte Inschrift. Der Begriff *terra nullius*, Niemandsland, wurde von den Einwanderern zur Rechtfertigung ihrer Landnahme vorgebracht, obwohl Australien bereits seit Jahrtausenden von Aborigines bevölkert war.

Wiederum mit Schrift, diesmal allerdings unleserlich, haben wir es bei dem Schädel voller Papierstreifen aus dem Reißwolf zu tun. Sie sind, symbolisch gesprochen, alles, was vom Stamm der Dieri und, im weiteren Sinn, von der ehemaligen Missionsstation Killapannina bleibt. Lutherische Missionare aus Deutschland ließen sich 1866 dort am Cooper's Creek nieder, wo nördlich der Flinders Ranges die Einöde beginnt. Sie lernten die Sprache der Eingeborenen und gewannen das Vertrauen ihrer Informanten, die ihnen sogar Stammesgeheimnisse verrieten.

Auf diesem Wissen und jahrelanger Beobachtung beruhen klassische Werke der australischen Anthropologie, so von Carl Strehlow (1895-1907 als Missionar in Australien, weitere Aufenthalte dort bis 1920, gestorben 1922), der nach Hermannsburg in Zentralaustralien ging, und von Pastor Johann Georg Reuther (1861-1914). Er war 1888 nach Killapannina gekommen. Als er die Mission achtzehn Jahre später verließ, hatte er dort ein Museum für Eingeborenenkultur eingerichtet und das Neue Testament in die Dieri-Sprache (1897) übersetzt. Dieser Stamm ist inzwischen längst ausgestorben, die Sprache aber überlebte dank dieser Bibelübersetzung. Lang drehte Photokopien davon durch den Reißwolf und füllte die Schnipsel in eine abgegossene Eingeborenen-Hirnschale: *memento mori*. Auch von der Niederlassung in Killapannina und der aus Adobe errichteten Kirche mit dem sehr deutschen Turm blieb nichts erhalten.

Eine andere Abteilung des Kulturhaufens scheint aus Souvenirs und Kuriosa zu bestehen: zwei immer noch geschmackvolle Plastiken, von eingeborenen Schnitzern als Mitbringsel gefertigt; Rhythmushölzer; der Schädel eines tasmanischen Tigers, den es schon nicht mehr gab, als vor 40 000 Jahren die ersten Menschen nach Australien kamen; Perlmuschelschalen, die von initiierten Männern als Penisschmuck getragen wurden. Die Innenseite mit den Geheimzeichen wurde nur unter Eingeweihten nach außen getragen. Lang, der von der Interpretation der Zeichen als Regenzauber gelesen hat, kehrt sie nach außen, so wie das australische Sprichwort der Siedler die Wirklichkeit verdreht: »Rain follows the plough, der Regen folgt dem Pflug«.

Auch abartige Naturalien sind zu sehen, wie in den alten Kabinetten: Das Füchschen ›mit zwei Köpfen‹ – einer von Lang angebracht –, die Klaue eines überfahrenen Emus, präparierte Eidechsen, ein Känguruhkopf, das Emu-Ei mit der Inschrift: »Coconut, inside white, outside brown« – abwertende Bezeichnung für Eingeborene in weißen Diensten, die den Kontakt mit ihrem Stamm verloren haben. An der Wand lehnen Platten mit Ediacara-Fossilien. Es handelt sich um Abdrücke von Quallen und Würmern, die vor sechshundert Millionen Jahren versteinerten. Vor diesen Funden in Australien hatte die Wissenschaft derart alte Abdrücke von Weichtieren nicht für möglich gehalten.

Andere Gegenstände klittern Natur und Riten in ethnographischer Mimikry: wie die Kurdaitjas, Schuhe der Eingeborenen aus Emu-Federn zum Verwischen von Spuren, hier jedoch von Lang aus Schafwolle angefertigt; wie die durch Auffädeln selbst hergestellte Kollektion aus: Kernen der Quandongfrucht, zerbrochenen Emu-Eierschalen, gefunden auf prähistorischen Lagerplätzen, Naturglasfragmenten, die durch Blitzschlag in Sand entstanden sind, Wirbeln der King Brown Schlange. Lang hat sich auch Mäntel aus Gras und Emu-Federn genäht, die er während photographierter Auftritte trägt. Die ironische Schamanenkluft wird durch riesige Schuhe aus Primärmaterialien, Roßhaar und Emu-Federn, vervollständigt. In Federn will er auch das Gestänge eines zur Vogelplastik umgedrehten eisernen Hakenpflugs einpacken, will hart und weich, schwer und leicht als Monument der späten Eisenzeit, die auch Australiens Gründerzeit war, miteinander versöhnen.

Erzwagen – Chère Madame Curie ...

In einem handgeschmiedeten Schürfwagen, den Nikolaus Lang auf dem Schrottplatz einer südaustralischen Schafstation fand und rot einockerte, sind in dieser Gegend anfallende Mineralien geschichtet: Willemit, Hämatit, Malachit, Torbernit. Sie enthalten Zink–, Eisen- und Kupfererze, dazu Uran, das mit anderem fluoreszierendem Material zuoberst liegt und bei entsprechender Beleuchtung aufglimmt. Die radioaktiven Proben sind nur schwach strahlend und nach Auskunft der Behörden, welche die Ausfuhr gestatteten, ungefährlich.

Auf Radioaktivität bezieht sich auch der Name der Installation. Ein Schafzüchter von dort, Greenwood, betrieb in den heißen Ruhemonaten Mineralogie. Er stieß auf ihm unbekanntes Mineral, das er in der Stadt von Sir Douglas Mawson untersuchen ließ. Der Wissenschaftler, der gerade aus Paris von Madame Curie kam und Geräte zur Messung von Radioaktivität mitgebracht hatte, bestimmte das grasgrüne Mineral als Torbernit, ein Uranerz. Sofort wurden Claims abgesteckt und Vorkommen erschlossen, die Erze beförderte man mit Kamelen zur Eisenbahnlinie. Während des Zweiten Weltkrieges kam man auf dieses Vorkommen zurück, brachte Bohrungen nieder, in der Absicht, radioaktives Material zur Herstellung von Atombomben zu gewinnen.

Das Rad des Wagens steht auf dem ›Schädel‹ eines Eingeborenen, den Lang aus glimmrigem Hämatit geschlagen hat. Die Interessen der Weißen, Schürfen, Erz- und Uranabbau, spielen sich auf den Köpfen der Eingeborenen ab. Das geht auch aus den Objekten am Boden hervor. Ockersteine liegen neben Steinwerkzeugen, Reibsteinen, einer Teekanne und einem Bergmannspickel. Rindenwannen sind mit Pigmenten, Eisen-, Zink- und Kupfererzen verschiedener Färbung gefüllt. Das von Claude Lévi-Strauss beschriebene ›Wilde Denken‹ der sogenannten Primitiven wird hier gegen das Instrumentarium des rationalen Menschen ausgespielt. Gold- und Erzsucher waren oft die ersten, die in abgelegene Gebirge kamen und mit ihren Werkzeugen die Landschaft zu verändern begannen.

Und der fluoreszierende Wagen? Vielleicht meint der Künstler, daß Uranerz an sich schön und unschuldig ist. Nur unser Wissen um die Folgen tabuisiert ein Material, das man in Wirklichkeit kaum kennt.

Kohlewagen – Eisvogelmann zankt mit Wildem Truthahn

Der ›Wagen‹ befand sich unter den ausrangierten Geräten der Mount Little Sheep Station, die früher von der deutschstämmigen Familie Henschke bewirtschaftet wurde. Räder und Achsen kamen aus England. Sie tragen den Jahresstempel 1881 und die Britannia als Gütezeichen. Sie gehörten zu riesigen Planwagen, mit denen Schafwolle aus den Bergen abtransportiert wurde. Kohlewagen und Eismaschine sind Gegensätze wie schwarz und weiß, Wärme und Kälte. Oder wie das heiße Australien und das kühle Nordeuropa. Auch ein Kreislauf ist gemeint: Sonnenlicht und -wärme haben Vegetation hervorgebracht, aus der in zurückliegenden Erdzeitaltern Kohle entstanden ist, die heute im Kraftwerk Port Augusta wiederum Wärme abgibt. Die Kohlebrocken, die aus dem riesigen Kohlefeld von Leigh Creek stammen, verschnürte Lang mit Sisal und teerte das bröckelige Material, um ein Auseinanderfallen zu verhindern.

Schon in früher Zeit wurde das zutage liegende Kohleflöz durch Blitzeinschlag entzündet, den Eingeborenen war dieses Phänomen durch aufsteigenden Rauch von jeher bekannt, wie aus ihren Mythen hervorgeht, denen auch Langs Titel entlehnt ist.

Good Heavens. Old Angipena

Man merkt Nikolaus Langs Werken aus Australien an, wie sehr er die Lebensnotwendigkeit der Farbe für die Eingeborenen verinnerlicht hat und auf eine Ebene der Reflexion und Ästhetik hebt. In der Einsamkeit der Flinders Ranges, eines Bergzugs nördlich von Adelaide, vollzog er einen Brauch der Aborigines nach. Früher kamen die Stammesgruppen von weit her, um an einer bestimmten Stelle Ocker zu holen. Er diente das Jahr über zur Gesichts- und Körperbemalung bei Initiationen und anderen Zeremonien, für Felszeichnungen, als Waffenzier und Medizin. Der rote Stoff galt als heiliges Blut der Traumzeitheroen, Symbol für Wiedergeburt und Leben.

Über Wochen und Hunderte von Kilometern folgte man dem Weg dieser mythischen Ahnen aus der Zeit der Schöpfungsgeschichte.

Nikolaus Lang ist diesen Weg nachgegangen. Was es bedeutet haben muß, das schwere Farbmaterial zu befördern, wurde ihm unterwegs andeutend bewußt. Die Ockersuche war, wie aus einem Bericht des weißen Siedlers S. Gason aus dem Jahr 1879 hervorgeht, dramatischer Höhepunkt des Jahresablaufs: »Jeden Winter wird im Juli oder August eine Beratung der Ältesten über das Ockerholen in Burratchunna Creek bei Blinman abgehalten, wo sich ein großes Vorkommen befindet. Alte und junge Männer werden ausgewählt, ein Tag festgelegt und ein Führer gewählt. All dies hält man vor den Frauen geheim, damit sie ihre Männer nicht überreden, zu Hause zu bleiben ... Die Expedition legt etwa zwanzig Meilen täglich zurück. Bei Erreichen der Fundstelle gräbt jeder Teilnehmer seinen Ocker aus, mischt Wasser darunter und formt ihn zu Laiben von zwanzig Pfund Gewicht, die getrocknet werden. Jeder trägt durchschnittlich siebzig Pfund roten Ocker auf dem Kopf und muß sich selbst verpflegen, weil der Zug unterwegs – die Reise dauert sechs bis acht Wochen – kaum anhält.«

Die Stationen des Aufstiegs hatten für Lang etwas von einer profanen Initiation an sich. Eingeborene, wie früher, traf er in dieser Gegend nicht an, es gibt dort keine reinen Aborigines mehr. Alle haben wenigstens einen Ahnen aus England oder Schottland. Auch wenn sie sich neuerdings wieder zu ihren Ursprüngen bekennen – von Begehungen wie diesen Ockerzügen sind sie längst abgeschnitten. So wird Langs mit viel Schweiß und Durst bezahlter Aufstieg, von dem er ein paar Plastiktüten tiefroter Brocken mitbringt, schließlich eine Art Pilgerfahrt.

Die Summe seines Farberlebens ziehen dann die großen Sandbilder, die er in einer Sandgrube, siebzig Kilometer südlich von Adelaide am Meer gelegen, abnimmt. Haushoch stehen die bunten Schichten übereinander. Von Schwarz über Blutrot und Gelb bis Lila und Weiß spielen sie das Farbenspektrum durch. Die Lager enthalten Ausspülungen von Salz- und Süßwasser, vom Wind hereingeblasene Dünenlandschaften. Mit Rissen im Geschiebe spiegeln sie die Erdgeschichte des fünften Kontinents, suggerieren Bergketten und den Himmel darüber.

Lang klebt Kalikobahnen, bei unregelmäßigen Feldern auch Mullbinden, auf die vorderste Sandschicht, die in sich mit mehreren Leimeinschüssen befestigt wird. Hinter der Baumwolle bringt er eine Armierung aus geflochtenen Ästen an und zieht dann das Ganze ab, das sich leicht vom Untergrund trennt. Drei Wochen benötigt er für eine solche Ablösung von Landschaft aus Landschaft. Während des von ihm allein bewältigten Arbeitsprozesses zeltet der Künstler in der Sandgrube, bekocht sich abends und plant den Ablauf des nächsten Tages.

Diese dem Tertiär entstammenden Quarzsande und Silikate, deren Alter sich zwischen zehn und sechzig Millionen Jahren bewegt, sind in einem alten Flußdelta abgelagert worden und werden von der Bauindustrie ausgebeutet.

Man hat den Künstler nicht nur hier arbeiten lassen, sondern ihm schließlich sogar mit den Raupenfahrzeugen die Bilder transportiert, die alle gewölbt, also eigentlich Bildobjekte sind. Sie haben ovale, gestreckte oder Tondoform und können, den Straten folgend, bis zu sechs Metern lang sein.

Lang hat nichts verändert, nichts hineingearbeitet. Oben bleibt immer oben. Aber was er sichtbar macht, ist gleichsam die Essenz Australiens: Sonne, Erdfarben, Trockenheit, Geologie, Bergzüge, prähistorische Höhlenmalerei, aber auch das Sand Painting der Eingeborenen, die farbige Beschichtung ihrer Schilde und Leiber.

Mit Tafelbildern wollen diese großen Scheiben, deren Buckel manchmal Tiere evozieren, nicht verwechselt werden, enthalten sie doch auch Löcher, Einschlüsse, reliefartige Verwerfungen. Sie bilden nicht ab; Natur- und Erdgeschichte sind vielmehr latent in ihnen enthalten, haben sich ihnen eingeprägt. Während der Arbeit legte Lang aus Hunderten von Sand- und Ockerproben eine Palette Australiens an, die in Flaschen aufbewahrt wird. Trichterförmig zu einem Farbbild auf dem Boden gehäufelt, resümieren die bunten Pulver zusammen mit den Brocken das Land und rekapitulieren zugleich seine Inbesitznahme durch den Künstler.

Paul-Armand Gette

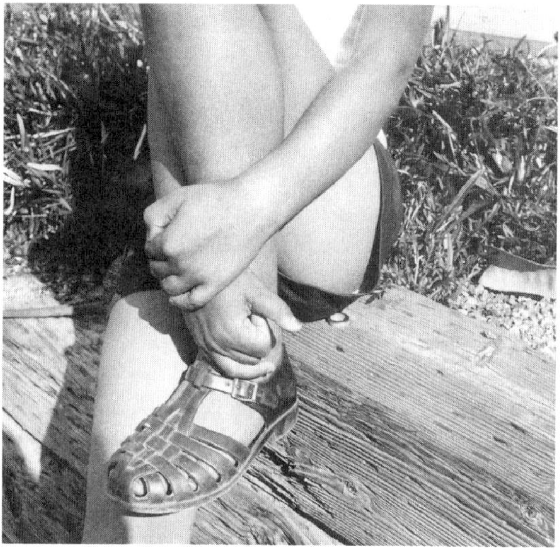

Susannah, Botanischer Garten, Berkeley, 1980

Der Forscher als Poet – Gettes parallele Wissenschaft

Das Werk von Paul-Armand Gette scheint einer Entwicklung oder formalen Einheit, ja überhaupt der Vorstellung vom Kunstwerk zu spotten. Welcher Weg führt von seinen Buchstaben-Plastiken zu den Zyklen über Strände und Kiesel? Wie kann jemand, der anfangs Abdrücke zerknautschten Papiers herstellt und diese schwarzen Landschaften dann durch chemische Lösungen verfestigt, zu dunklen Kristallen macht, heute betont naturwissenschaftlich vorgehen? Warum gab der Verfertiger oft monumentaler Assemblagen und Riesenkäfer das plastische Arbeiten zugunsten von Herbarien, schließlich der beschrifteten Photographie allein auf?

Hier nur Sprünge oder eine thematische Zuspitzung zu sehen hieße die Art seines Vorgehens verkennen. Gette arbeitet mit Entsprechungen, die alle das gleiche meinen. Jede Werkgruppe bedeutet eine andere Fassung des dem Betrachter oder Leser gemachten Vorschlags. Diese Ansätze sind als Beispielsammlung verknappt und makellos durchgeführt; eine gewisse

Strenge, ja Kompromißlosigkeit ist unverkennbar, kommerzielle Gesichtspunkte treten mehr und mehr zurück.

Nimmt man das Prinzip der Analogie beim Wort, so bezwecken alle diese Versuche eine Verwirrung, - ja Störung unserer Sinneswahrnehmung. Scheinbare Gewißheiten werden unmerklich erschüttert, kodifizierte Gemeinplätze sanft unterminiert. Das klingt surrealistisch. Tatsächlich hat Paul-Armand Gette Nachkriegssitzungen der Surrealisten in Paris beigewohnt und mit André Breton Briefe gewechselt. Im Katalog der Internationalen Ausstellung des Surrealismus von 1959 findet sich eine Werkabbildung von ihm.

Dem subjektiven Störfaktor entspricht aber bei ihm, im Unterschied zu den Surrealisten, ein objektiver. Gette hat Chemie, Physik und Zoologie studiert; er ist Entomologe, Käferspezialist. Als solcher veröffentlicht bereits der Zwanzigjährige *Anmerkungen über die Laufkäfer am Rhoneufer in Lyon* im Monatsbulletin der Linné-Gesellschaft seiner Heimatstadt. Schon der junge Forscher bewegt sich also in der ungewissen Zone zwischen »Natur«, der allein eigentlich die ihr gewidmete Wissenschaft zu gelten hätte, und Zivilisation. Erste Grenzüberschreitung: die Natur kennt keine Trennungen und künstlichen (Ab)Teilungen; unaufhörlich verwischt sie selbst die von Spezialisten eifersüchtig gehüteten Bereiche und wirft die Benennungen der Forscher über den Haufen.

Für Gette, der nach dem Abschluß seiner Studien fünfzehn Jahre lang als Chemieingenieur in Lyon und Nizza arbeitet, fallen Wahrnehmung und Benennung früh auseinander, so wie ihm der Gegensatz von objektiv und subjektiv, Wissenschaft und Dichtung unhaltbar erscheint. Die Benennung der Natur entspricht nicht ihrer Wahrnehmung. Alles ist Codesystemen unterworfen, Abmachungen unter Eingeweihten, ob es sich nun um die Perspektive, die Einteilung der Natur in drei Reiche, schließlich um die benennende Sprache selbst als abstrakteste aller Übereinkünfte handelt.

Linguistik im Geist Lewis Carrolls

Gette arbeitet ausschließlich und von Anfang an über die Sprache; es ist ein konsequent linguistisches Werk, das Anregungen von Lewis Carroll aufnimmt. Mag dieser Kontakt auch durch surrealistische Lektüren vermittelt worden sein – die Begegnung ist keine zufällige. Allenfalls wäre sie jenem *hasard objectif* zuzuschreiben, den André Breton zum schöpferischen Auslöser des Surrealismus erhoben hat.

In Charles Ludwitge Dodgson (1832-1898), der am Oxforder Christ College Mathematik und Logik lehrte, aber für ein kleines Mädchen als ironisch abgekürzter Lewis Carroll *Alice im Wunderland* und die Fortsetzungen schrieb, ist die Spannung verewigt, die Gette ebenso unterkühlt und humorvoll zur Sprache bringt: daß zwar unsere Perzeptionen durch Denkvorschriften festgelegt und gelenkt werden, daß aber die Deckungsgleichheit mit dem Wahrgenommenen nur eine scheinbare ist, die sich selbst überführt und ins Absurde übergeht, sobald man die sprachliche Vereinbarung anficht. Nichts anderes bedeuten ja die Nonsens-Späße Lewis Carrolls, die Abenteuer seiner Alice im »Wunderland«. Ihre Abfahrt ins Kaninchenloch, ihr willkürliches Großwerden und Zusammenschrumpfen, das allzukluge Gebaren der Tiere und das närrische der Menschen zeigen eine aus den Kategorien der Hilfskonstruktion Logik entlassene »verkehrte« Welt. Durch die Augen eines Kindes erlebt man diese Welt in Freiheit, jenseits vernünftiger Festlegungen, die sie scheinbar regieren, in Wirklichkeit aber denaturieren. Der Verfasser der *Symbolic Logic* war also ein leiser Anarchist; Gette ist es auch, indem er Sprache losgelöst vorführt. Sein Tun pendelt zwischen zwei Extremen: den frei mit Wortmaterial schaltenden Assemblagen aus Drucklettern, die endlich vom Verständigungs- und Verständlichkeitszwang befreit sind, und der Untersuchung der Pflanzen-Nomenklatur Carl von Linnés, die er als Poesie identifiziert.

Vollends »verkehrt« ist Lewis Carrolls Welt, wenn er Alice hinter den Spiegeln nachspürt. Dies Erkunden hinter den Spiegeln gibt zugleich einen Schlüssel zu Gettes Tun, der unsere Wahrnehmungsfähigkeit und Sensibilität durch Umkehrungen anreizen und erweitern will. Nicht gegen die Sprache und Wissenschaft arbeitet er – beide sind ihm unentbehrliche, kundig gehandhabte Werkzeuge –, sondern über sie hinaus. Die Buchstaben-Arbeiten sind dazu die beste Erläuterung.

Sprache, in Freiheit gesetzt

Gette beginnt 1959 mit Wortkristallisationen, welche – der Name deutet es an – die Sprache mit mineralogischen Erscheinungen koppeln. Vorausgegangen waren *Geologische Variationen*: Entsprechungen von geologischen Phänomenen wie Schichtung, Verwerfung, Einschluß, Knickung, die der Erdoberfläche ihre Gestalt gaben. (Daß er auch das Buch zu einer geologischen Oper, *Die Straten*, verfaßt hat, sei in Klammern erwähnt.) Ähnliche Verwandlungen läßt Gette der Sprache angedeihen, indem er Bleilettern aus der Druckerei zu Assemblagen fügt. Von der Konvention des Bedeutens befreit, schließen sich die Typen zu Formen zusammen, welche die Erdgeschichte evozieren.

Die Nähe zum dadaistischen Umgang mit Typographie ist unübersehbar. Raoul Hausmann, Max Ernst, Francis Picabia, Kurt Schwitters hatten mit ihren Schriftbildern die bürgerliche Denkordnung und das geltende Kulturverständnis stören, ästhetische Erwartungen untergraben wollen. Indem sie Sprache und Schriftmaterial im Collagensinn wertgleich und wertfrei verwandten, sollte ein spontaner, unbekümmerter Kunstbegriff heraufgeführt werden. Gette ist kein solcher Kulturrevolutionär, nur ein Bezweifler der benennenden Möglichkeiten der Sprache, die er, immer Naturbilder, Schichten, Käfer, also harte, determinierte, nichtanthropomorphe Formen vor Augen, poetisch enthemmt. Wobei die – für ihn inexistenten – Barrieren zwischen Kunst, Dichtung und Wissenschaft fallen. So kommt es zu Assemblagen aus Holzlettern für den Plakatdruck. Gette kauft sie bei eingegangenen Betrieben auf und erstellt größere plastische Arbeiten. Ihre Titel regen visuelle Entsprechungen an und erzeugen Vieldeutigkeit:

Architekturen =	Türme, Ruinen, zusammengefaßt im Babel-Turm als Denkmal der Sprachverwirrung oder positiv ausgedrückt, der Freiheit von Sinn und Kontext
Die Mumie =	Lettern-Sakopharg, Sarg der Sprache
	Bäume, Stelen
	Lettern-Totems
Reliefs aus Lettern =	Wortspiele, Spiel mit Worten

Gette benutzt die vorgefundenen, zufällig oder gezielt gebündelten Lettern auch zu Drucken, die er jedoch Abdrücke (empreintes) nennt, analog zu den Spuren, welche etwa Tiere im Sand oder auf Papier, Regentropfen auf Glasplatten, der Wind in der Wüste hinterlassen. Aleatorisch werden Letternabdrücke als Buchstabenregen auf Leinwänden fixiert. Es ergibt sich eine Zeitparallele mit den Musiken von John Cage und der Schriftkunst um 1960. Als Maler seien, um einige Richtungen anzudeuten, Jean Dubuffet, Jasper Johns, Cy Twombly und, im gleichen Raum wie Gette arbeitend, Christian Dotremont, Asger Jorn und die Pariser Decollagisten genannt.

Versuche, mit den in Freiheit gesetzten Buchstaben auch zu schreiben, die Spannung zwischen vorgefundenem und gekapptem Sinn pointiert auszukosten, führen Gette zu farbigen Drucken, schließlich zu seinen Büchern, die das Lese-Buch in ein optisch-haptisches Objekt überführen und die Buchseite zur flächigen Letternkomposition als Spielraum eines mehrdimensionalen Un- und Hintersinns erweitern. Gette entwirft für seine Bücher auch ein Alphabet, das sich auf der gleichen Grenze von Lesbarkeit und

Autonomie hält wie etwa die Lautgesänge in den Opernparodien eines Maurizio Kagel. Der Geist, teilweise auch der Buchstabe der Lettern-Zeit gehen noch in die Zeitschrift *Eter* (1966/67) ein, die Gette und seine Frau Turid herstellen und in Malmö erscheinen lassen. *New Eter* (1971/72) bringt dann schon Arbeiten von Christian Boltanski, Jean Le Gac und geht konsequent zur Eigenpublikation von Gettes Beiträgen zur Untersuchung begrenzter Orte über.

Kunst ist keine Ausnahme (sondern die Regel)
Der Künstler hat selbst auf die Entsprechung zwischen seiner Buchstaben-Mumie und dem vergrößerten Abguß des Schwimmkäfers (Cybister) hingewiesen: beide sind in Panzer eingeschlossen. Die entomologischen Arbeiten bedeuten keineswegs eine Rückkehr zur Naturwissenschaft, die Gette nie aus den Augen verloren hatte, sondern den Versuch, durch einen Themen- und Materialwechsel systemsprengend und sensorisch auflockernd zu wirken, indem unsere Abhängigkeit von Sehgewohnheiten »künstlerisch« dokumentiert und damit zugleich am Begriff des Werkes und der eigenhändigen »Schöpfung« gerüttelt wird. Er bedient sich dazu, in Parallele zu Pop-Bildtechniken, der indirekten und nichtmanuellen Verfahren: der Übertragung anonymer Insektenphotos auf Leinwand und der mechanischen Vergrößerung eines Käferabgusses in Bronze.

Der Anklang, den diese Arbeiten fanden, beruhte auf einem von Gette vorausgesehenen Mißverständnis. Das Publikum hielt die Vergrößerungen, deren banalen Ausgangspunkt es nicht erkannte, für Gegenstände der Naturvölker und Künstlerphantasien. So wird eine doppelte Zweideutigkeit unterhalten: mechanisch vergrößerte Reproduktionen gelten ohne Zutun des Künstlers als Kunst; im Unterschied zu Warhol oder Duchamp entscheiden Sehgewohnheiten – Verfremdung durch Maßstabsprünge, vermutete primitive oder archaische (ägyptische) Ursprünge – über den Kunstcharakter. Kunst kann also unfreiwillig entstehen, bzw. alles kann Kunst werden je nach Blickwinkel, Abstand und visueller Vorprägung.

Dies erhellt auch aus Gettes Poesiebegriff, der sich Herbst 1978 im Französischen Rundfunk (France-Culture) artikuliert hat. Als Lektüre für die Sendereihe *Poesié ininterrompue* wählte Gette keine eigenen Texte, sondern das, was ihm als Poesie der Wissenschaft erscheint: Benennungssysteme von Botanikern des 18. Jahrhunderts, die in Lautgedichte umschlagen; Carl von Linnés lateinische Pflanzenlitanei; ältere Reise- und Forschungsberichte mit ihren exakten Klima- und Ortsangaben; Protokolle von Vergletscherungen. Die subjektive Aneignung objektiver Gegebenheiten – nichts anderes ist für ihn Wissenschaft – führt zu Poesie, je ungewollter, desto besser. Die echten Naturdichter sind nicht immer jene, die es zu sein glauben. Nur Goethe steht mit Texten wie *Über den Granit* genau in der Mitte, doppeldeutig wie immer.

Die Einteilung der Pflanzen durch Linné und das in der Naturkunde eingebürgerte System der Beschreibung sind ihrem Gegenstand entfremdet. Aus der Verselbständigung der Nomenklatur lassen sich poetisch-ästhetische Wirkungen und das Routinedenken aufstörende Impulse ziehen.

Gette orientiert sein Vorgehen parallel zur Wissenschaft, was ihm von dorther verübelt wird. Er betreibt Untersuchungen begrenzter Orte (études des lieux restreints), botanisiert, photographiert, fertigt genaue Erhebungen von Plätzen und Stränden mit Tag, Stunde, klimatischen Bedingungen an und präpariert Pflanzenbeispiele heraus. Gelegentlich lädt Gette auch an neutraler Stelle, z. B. dem Musée social in Paris, zur trockenen Vorführung eines keineswegs ungewöhnlichen Gewächses ein – eine Parodie wissenschaftlicher Gepflogenheiten. Schwedische Strände bei Malmö und der Rhein in Liechtenstein, Mannheim, Rotterdam wurden punktuell aufgenommen. Die Ergebnisse erscheinen als kommentierte Photofolgen in – teilweise selbstverlegten – Broschüren oder in Zeitschriften, die allerdings keine Fach–, sondern Kunstorgane sind.

Durch das Herausheben und Vereinzeln der Objekte wird der Sinn solcher Studien umgekehrt. Die Bezeichnungen sind nun als Hieroglyphen oder Geheimsprache erkennbar. Lateinische, mit den Namen ihrer Entdecker durchsetzte Listen bescheidener Vorkommen werden zu esoterischer Poesie – Gette hat 45 Minuten lange Litaneien lateinischer Käfernamen verlesen –, die botanischen Schaubilder nehmen die ästhetischen Qualitäten von Collagen an.

Indem Gette ungewöhnliche – oder vielmehr allzu gewöhnliche – Stellen für die Arbeit wählt, rückt seine parallele Wissenschaft die wirkliche fast ungewollt ins Komische. Er hat Parkplätze botanisiert, die Pflanzenvorkommen der Place de la Concorde in Paris bestimmt. Auch die bebauten Ufer der Themse und der

Seine in London und Paris wurden untersucht. Es ging ihm dabei weniger um Ökologie als um ein Unterlaufen zunftgemäßen Ernstes, der zwar verschlüsselte Befunde liefern, aber spontanen Wildwuchs

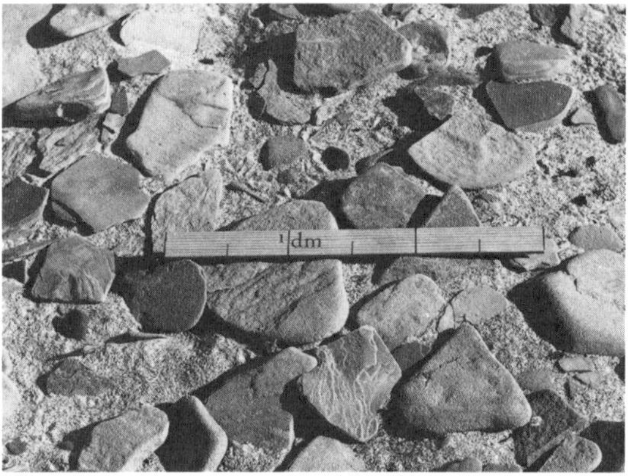

Kiesel am Strand, Skillinge, Schweden, 70er Jahre

allenfalls im Urwald, keineswegs in der Stadt akzeptieren kann.

Gette dokumentiert sein Tun in Photofilmen und stellt die dazu herangezogenen Unterlagen aus. Er benutzt auch die Meßmethoden der Wissenschaft für seine Zwecke, Maßbänder, Entfernungsschilder, Einfriedungen von Fundstellen ergeben in der photographierten Aufsicht Sehraster, Landschaftsmuster, zumal wenn mit Fluchtlinien oder zu Trapezen verschobenen Rechtecken der Perspektive gerechnet wird oder Ziele wie in der Land Art durch Eingrenzungen ausgesondert sind. In dem geschilderten linguistisch-parodistischen Zusammenhang steht auch Gettes Auftreten im Garten der Fondation Rothschild. Mit Hilfe einer Wetterstation werden in unregelmäßigen Abständen Auskünfte über Temperatur, Luftdruck und Feuchtigkeit, Windrichtung und -geschwindigkeit angeschlagen – keine fortlaufenden Linien oder Kolonnen, sondern zufällige Ausschnitte. Ebenso willkürlich wirken die unscheinbaren Pflanzen oder der Quadratmeter nicht zu mähenden Rasens, die Gette zur Beobachtung heraushebt. Eine ›kosmopolitische‹ Spezies, *Galinsoga parviflora Cav.*, hinter deren pompösem Namen man Exotik vermutet, entpuppt sich als kaum wahrnehmbares Unkraut. Entsprechend unauffällig sind die im Garten häufig vorkommenden Arten, die Gette fachmännisch beschildert.

Bezeichnend ist, daß diese Etikettierung im Museumspark, nicht im Botanischen Garten mit seinen leuchtenden Blumenstars stattfindet. Die Wissenschaft hat sich gegenüber dem Abtrünnigen bisher mißtrauisch verhalten. Eine Zusammenarbeit kam nur in Schweden zustande. Dabei könnte sie für die Selbstbestimmung der Zunft fruchtbar werden. Gette stört, um aufmerksam zu machen. Seine Verfremdung lehrt die Lücken einer parzellierten Forschung besser erkennen, die den Wald vor lauter Bäumen übersieht. Er hat die ganze, sprunghaft arbeitende Natur vor Augen, deren Launen sich nicht vorherbestimmen lassen.

Oft kleidet Gette seine Un-Systematik in die Form von ›Ehrungen‹. Als aufwendigste Arbeit sucht die *Hommage à Carl von Linné* dem großen schwedischen Naturforscher sprachlich beizukommen. Bekanntlich hat Linné eine botanische Einteilung nach Sexualmerkmalen – Stempel und Staubgefäße – vorgenommen und einheitlich für alle Pflanzen die binäre Bezeichnung aus Name und Eigenschaft – z. B. *Ranunculus repens L.* – vorgenommen. Nach dieser Methode sind in seinem Hauptwerk, *Species plantarum*, etwa 6000 Gewächse aufgeführt. Gette hat alle diese Namen herausgezogen und untereinandergeschrieben, wobei ihm auffiel, daß die Benennung offenbar Gesetzen der Symmetrie und des Kontrastes, der Anlautung und Konsonanz gehorcht. Die nur scheinbar rigorose Nomenklatur läßt metrische Strukturen erkennen und wird poetisch regiert. Subjektive und objektive Faktoren treffen in diesem Wissenschaftsgebäude aufeinander, was Gette im Herbst 1975 durch eine sechs Stunden dauernde Vorlesung der Pflanzenlisten in der Universität Nanterre beweisen konnte. Den Philologen überläßt er die Erhärtung seiner These. Daß sie intuitiv etwas Richtiges trifft, auf das auch Michel Foucault gestoßen sein könnte, überraschte kaum in einem Augenblick, da die Ausstellung »Junggesellenmaschinen« z. B. auch in der Kraftmechanik anthropomorphe Züge freilegte. Auf beiläufige Art widerlegt Gette den Unbedingtheitsanspruch der Wissenschaft, wenn selbst das Linnésche System – als Inbegriff der Objektivität – Spuren einer durchlebten Gegenwart und ihrer Rhythmen enthält.

Eine zweite Würdigung im Januar 1976 galt Claude Monet, dem Maler der *Nymphéas*. Gette fühlt sich von einem Künstler angezogen, der Seerosen aus ihrem natürlichen Zusammenhang gelöst und in einer konstruierten Anordnung, in der Original und Spiegelung, Positiv und Negativ ununterscheidbar werden, zu Kunst entfremdet hat. Manche eigene Arbeiten, welche Parzellen ausgrenzen, ein zufälliges Stück Natur in die Nahsicht rücken und der botanisierenden Erkennbarkeit entziehen, weisen Ähnlichkeiten mit den flimmernden Rasenstücken des Impressionisten auf. Die *Hommage à Claude Monet* beruht auf der Bestimmung einer in Schweden angetroffenen Seerosenart, der Nymphaea alba L. Daß eine dritte Hommage dem Oxforder Mathematikprofessor Dodgson gewidmet ist, der unter dem Namen Lewis Carroll *Alice im Wunderland* geschrieben hat, scheint konsequent. Die

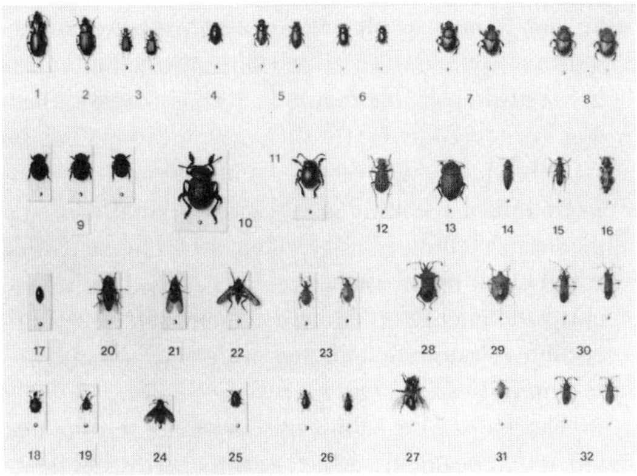

›Querschnitt durch eine Landschaft‹ – Die Insektensammlung

Personalunion von Zahlenlogiker und Poeten liegt genau auf Gettes Linie.

1976/77 kann Gette seine Auffassung erstmals an einer ganzen Landschaft exemplifizieren. *Horizon et*

Paysage heißt die im Auftrag entstandene Arbeit von 60 Tafeln, die erweitert und verallgemeinert als *Querschnitt durch eine Landschaft* auf der documenta 6 in Kassel gezeigt wurde. Gette legt sozusagen einen Schnitt durch die burgundische Landschaft zwischen Chalon und der Industriestadt Le Creusot. Längs der 35 km untersucht er ein Flußufer, Terrassen, Waldränder, eine Erhebung, einen geologischen Horst, Käferarten, die Vegetation, lauter Erscheinungen also, die sich hier wie überall finden. Er meidet das Pittoreske und das Typische, z. B. Weinberge. Wenn seine Schüler Meßlatten im Gelände aufstellen oder beliebige Pflanzen etikettiert werden, findet jene Umkehrung der Wissenschaft statt, die wir schon kennen: Der Botanische Garten als wiederhergestellte, künstlich herauspräparierte Natur kehrt zum botanischen Alltag zurück. Was Gette sucht, ist die Banalität im Unterschied zum Starsystem, das im allgemeinen Veröffentlichungen über die Natur, fachkundliche wie allgemeinverständliche, kennzeichnet. Seine wilde Orchidee ist denn auch zugleich Irreführung und Richtigstellung: Es gibt diese Art bei uns durchaus, aber nicht herausgehoben, sondern unscheinbar in unscheinbarer Umgebung.

Natürlich ist eine so umfangreiche, sorgfältige und aufeinander bezogene Arbeit (auch) auf Sensibilisierung aus, wenn etwa in der Müllkippe ein bestimmter Baum auftaucht oder die Industrie in Beziehung zu dem von ihr hinterlassenen, heute zugewachsenen Stau- oder Baggersee gebracht wird. Im Sinne der Einheitlichkeit verzichtet Gette diesmal auf Naturalien: Auch die Pflanze, bisher als Fundstück eingereiht, wird nur noch photographisch belegt. Die

Demonstration ist damit konsequent und kann auf verschiedenen Ebenen funktionieren: terrainkundlich, spurensichernd, antimalerisch, struktural. Man sieht sich rasch in diese Synthese ein und begreift die Artikulationen einer Landschaft, die jede Landschaft sein kann. Was die Wissenschaft durch Detaillierung verstellt, öffnet Gette wieder mit punktuellen Analysen, die nichts heraussheben oder auslassen: den Blick auf die ganze Natur.

Dies geschieht auch bei komplexen Untersuchungen, die Gette neuerdings mit Studenten durchführt: 1978 in Thémericourt bei Paris und auf dem Meißner in Hessen. Beide Male sollten angehende Architekten und Landschaftsgestalter für die Gegebenheiten der Natur aufgeschlossen werden. Gette sucht dies, jenseits poetischer Klischees, durch ein Ineinander von naturwissenschaftlichen Analysen mit Geräuschen, Gerüchen, Klimaeinflüssen und Hinweisen auf willkürliche »Herrichtung« zu erreichen. Paul-Armand Gette hält Kurse in Universitäten und Kunstakademien sowie im Centre Georges Pompidou über sensorielle Annäherung ab und macht seine scheinbar abwegigen Erfahrungen gemeinschaftlich nutzbar – kein so schlechtes Ergebnis für den als einzelgängerisch eingestuften Künstler.

Eros und Gestein

»Und so wird jeder, der den Reiz kennt, den natürliche Geheimnisse für den Menschen haben, sich nicht wundern, daß ich den Kreis der Beobachtungen, den ich sonst betreten, verlassen und mich mit einer recht leidenschaftlichen Neigung in diesen gewandt habe. Ich fürchte den Vorwurf nicht, daß es ein Geist des Widerspruchs sein müsse, der mich von Betrachtung und Schilderung des menschlichen Herzens, des jüngsten, mannigfaltigsten, beweglichsten, veränderlichsten, erschütterlichsten Teiles der Schöpfung, zu der Beobachtung des ältesten, festesten, tiefsten, unerschütterlichsten Sohnes der Natur geführt hat. Denn man wird mir gerne zugeben, daß alle natürlichen Dinge in einem genauen Zusammenhang stehen, daß der forschende Geist sich nicht gerne von etwas Erreichbarem ausschließen läßt. Ja man gönne mir, der ich durch die Abwechslungen der menschlichen Gesinnungen, durch die schnellen Bewegungen derselben in mir selbst und in andern manches gelitten habe und leide, die erhabene Ruhe, die jene einsame stumme Nähe der großen, leise sprechenden Natur gewährt, und wer davon eine Ahnung hat, folge mir.«

Goethes berühmte Sätze aus seiner Abhandlung *Über den Granit* (1782) scheinen wie auf Gette gemünzt. Es sind Fragmente eines »Romanes über das Weltall«, den der Weimarer Minister für Wasser, Forsten und Bergbau damals plante. Schilderungen seiner Dienstritte über Land lesen sich wie Berichte geologischer Exkursionen. Dem Herzog Ernst von Gotha schrieb er Ende 1780: »Bei dieser Sache, wie bei tausend ähnlichen, ist der anschauende Begriff dem wissenschaftlichen unendlich vorzuziehen.« Als ästhetisch geschultem Geist erschließt sich ihm die Natur wie ein Buch; zwischen beiden bestehen Entsprechungen, was der Grubeningenieur Friedrich von Hardenberg alias Novalis dann Analogie nennen wird: »Was ist die Natur? Ein enzyklopädischer, systematischer Index, oder der Plan unseres Geistes. Warum sollen wir uns mit dem bloßen Verzeichnis unserer Schätze begnügen? Laßt sie uns selbst besehen und sie mannigfaltig bearbeiten und nutzen.« (Fragment 466)

Paul-Armand Gette liebt den Aufsatz Goethes und die Fragmente des Novalis. Er ist selbst ausgebildeter Naturwissenschaftler, der sich an den Grenzen seines Faches bewegt und es aufsprengt. Schon als der Student Käfervorkommen beschrieb, tat er das nicht im »natürlichen« Milieu, sondern am Rhôneufer in Lyon. Später – inzwischen hatte er seinen Beruf als Chemieingenieur an den Nagel gehängt, in Nizza mit Arman und anderen Künstlern Verbindung aufgenommen – botanisierte Gette auf Parkplätzen und

Baustellen, zum Beispiel der des Centre Georges Pompidou in Paris, und längs kanalisierter Flußufer in ganz Europa. Immer sind es Ränder, die ihn anziehen. Ränder, wo sich die exakten Disziplinen ad absurdum führen und Spontanvegetation anarchisch die sogenannte Ordnung der Natur durchbricht. Diese ist für Gette willkürlich eingeteilt, zum Beispiel im Botanischen Garten, der eine so in der Natur nicht vorhandene Klassifizierung vorführt. Es sei denn, diese wäre poetisch entworfen, wie er das an Carl von Linné und seiner auch als Gedicht zu verlesenden Nomenklatur der Pflanzen gezeigt hat. Auch daß Linné seine Unterscheidungen aus den Geschlechtsmerkmalen der Gewächse bezieht, ist ihm wichtig.

Denn für Gette scheint das Bindeglied zwischen Menschengeist und Natur im Eros zu liegen. Auch dieser operiert an den Grenzen, überschreitet sie, bringt einen außer Fassung und stellt gewohnte Wertungen auf den Kopf. Die erste Vermischung der Sphären fand folgerichtig am Strand als Randlage par excellence zwischen tiefem Wasser und festem Land statt. Gette hat die nomadische Population dieser Zone, Sandpflanzen und Kiesel, erfaßt, vermessen und in Beziehung gebracht zu kleinen Mädchen im Zwischenreich, nicht mehr ganz Kind und noch nicht Frau. Er ließ sie, enthüllt und unschuldig lockend à la Lolita, die Strandumgebung, dann Meßinstrumente, schließlich seine Hände berühren: Le toucher du modèle.

Man muß hierzu wissen, daß Gette ein großer Bewunderer jenes englischen Sonderlings ist, der als Charles Lutwidge Dodgson in Oxford mathematische Logik nebst einigen skurrilen Begleiterscheinungen lehrte. Unter dem Pseudonym Lewis Carroll veröffentlichte er *Alice im Wunderland* und photographierte jenes Treibhaus junger Mädchenblüte, in dem er sich bevorzugt aufhielt: eine wissenschaftlich-ästhetische Doppelexistenz von spielerisch amouröser Prägung am Rande der Konvention und nach dem Geschmack Paul-Armand Gettes.

Denn Grenzüberschreitungen sind nicht nur eine Frage des Kontakts, sondern auch der Semantik, in der für Gette eigentümlichen Mischung aus Intellekt und Erotik, unterkühltem Humor und Provokation. Tabuzonen, die der Bürger säuberlich in ehrbar und obszön trennt, zieht er ästhetisch zusammen, so wie es auch einige Forscher und Philosophen des französischen Dixhuitième, der sogenannten Aufklärung, getan haben. Daß Gette selbst ein Sohn der Bourgeoisie, von zwar weitläufiger, doch gut katholischer Färbung ist, erhöht die Ironie der Situation und erklärt manche forcierte Bizarrerie. Was Gette betreibt, sind *rites de passage* – es soll uns auf einen weiteren, diesmal Arnold van Gennep entlehnten Fachausdruck nicht mehr ankommen. Nehmen wir als Beispiel das Wortfeld der Nymphe, um das Gettes Arbeit neuerdings kreist.

Randvoll sind an einem Januartag 1976 die Briefkästen von Giverny, wo Claude Monet seine Seerosen malte. Paul-Armand Gette verschickt als *Hommage à Monet* Doppelkarten mit dem Photo der weißen Seerose (Nymphaea alba) und einem Text. Er ist von diesem Künstler angezogen, der Seerosen aus ihrem natürlichen Zusammenhang gelöst und in einer konstruierten Anordnung zu Kunst verfremdet hat. Man-

che eigenen Arbeiten, welche Parzellen ausgrenzen, ein Stück Natur in die Nahsicht rücken, weisen Ähnlichkeiten auf.
Inzwischen faßt Gette das Thema viel weiter. Er hat in der Museumstoilette des Centre Georges Pompidou Abbildungen von Nymphaea alba aufgehängt und ihre Blüten in den Waschbecken photographiert. Ein stehendes Videobild mit einer solchen Blüte, deren Staubgefäße von Fingern freigelegt werden, erläutert, worum es geht. Von Linné hat unser Gewächs im 18. Jahrhundert die Bezeichnung Nymphaea alba erhalten und war damit dem mythologischen Bereich der Nymphen zugeordnet worden. Speziell den Quellnymphen (Nympha fontis), die zur Zeit des Humanismus neben Jungbrunnen und Dichterfontänen lagerten, doch auch als weibliche Verlockung eine Rolle spielten, namentlich in den ornamental hingegossenen Quellnymphen des Lucas Cranach. Doch noch weiter führt die Metapher. Nymphe heißt ja auch, neben den Schamlippen der Frau, neben der Schmetterlingspuppe, das halbwüchsige Mädchen, zu dem Gette ein besonderes Verhältnis hat.

Ausstellungen wie die in Wien umspielen dies assoziative Bedeutungsfeld. Gern konfrontiert Gette Wasser und Feuer, wie im 18. Jahrhundert beim Streit der Neptunisten und der Vulkanisten über die Entstehung der Erdrinde. Goethe, abrupten Sprüngen der »vermaledeiten Polterkammer« abhold, hielt sich dabei übrigens vornehm in der Mitte, fern dem suspekten »Feuerglauben«.

Bei Gette wird das Feuchte jeweils durch den örtlichen Fluß, in diesem Fall die Donau, vertreten, deren Fließen im Videobild eingefangen ist. Vor dem

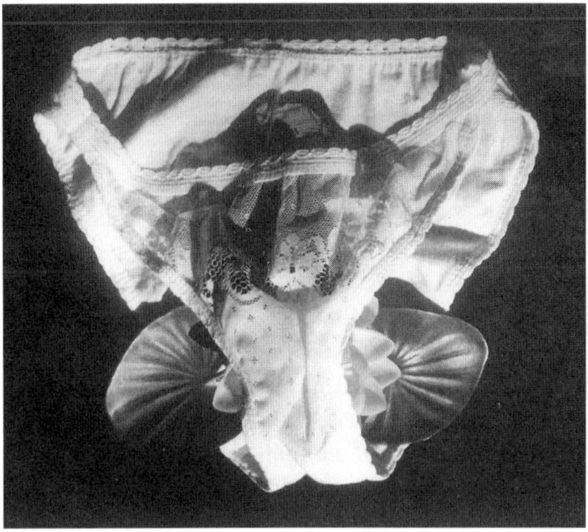

Die Metamorphose (Höschen großer Nymphen), 1986

Monitor eine flache Aufschüttung von Flußkieseln, die der Künstler an der Donau eingesammelt hat. Manchmal fertigt Gette auf Millimeterpapier morphometrische Wolken an als statistische Lagepläne solcher Vorkommen. Nicht zur Gewinnung wissenschaftlicher Erkenntnisse, wie er sagt, sondern um sich zu beschäftigen, als Zerstreuung. Und sicher mit einem Hintergedanken an den graphischen Reiz dieser mineralischen Sternkarten. Es mißfällt ihm auch nicht, ausgewählte Flußkiesel und Gesteinsproben wie Museumsobjekte in Vitrinen zu präsentieren; immer das Schielen auf die geologische Sammlung, das Doppelspiel mit der wissenschaftlichen und der ästhetischen Anmutung bunter Steine.

Womit wir bei den Mineralien wären. Gette interessiert sich seit längerem für Vulkangestein, das er, oft mit Mühe, in den jeweiligen Ländern auf- und aussucht. Außer natürlich letztes Jahr in Neapel, wo der rauchende Vesuv so allgegenwärtig ist, daß der Künstler sich schon aus Liebe zum Paradox für eine Ausstellung über das Neapelgelb entschied. So wie er früher gern Findlinge ausfindig machte, sind es nun Basaltblöcke; die hiesigen stammen aus der Gegend um den Stradner Kogel – Mühldorf, Gossendorf, Bad Gleichenberg – in der Südsteiermark, wo es einen der wenigen Vulkan-Steinbrüche Österreichs gibt. Manchmal stellt Gette den Basalten helle, glitzernde Korallenkalke als Hinweis auf die Rolle des Wassers in der terrestrischen Geschichte gegenüber. Heiß und kalt, heftig und träge mögen hier als Temperamente der belebt gedachten Natur gelten. So wie ja auch die erotische Konnotation des glühenden, flüssiges Gestein ausspeienden Kraters mitspielt.

Aber vielleicht sollte dieser Gemeinplatz nicht überbewertet werden. Wenn Gette anläßlich eines Steinbruchs von seinem »Atelier« spricht und die ausgewählten Blöcke als »natürliche Skulpturen« bezeichnet, die er nur sehr oberflächlich mit dem Meißel korrigiert, dann ironisiert er nicht nur milde die Bildhauerei. Ihn, den Erben von Dada und Surrealismus, fasziniert die zufällige, mit Kennerblick angetroffene Form, die wieder von Goethe gelobte »Würde dieses Gesteins«, der als Anmut, um den anderen Weimarer Klassiker zu zitieren, die Nymphe zugesellt, nunmehr weiblich erblüht, über deren Venushügel er Rosen streut oder, wie in Wien, Perlen als Erinnerung an die ornamentale Erotik der Jahrhundertwende.

Sicher ist Gette ein Tabubrecher und Störenfried, der unzulässig die Sphären vermischt und so elegant wie makellos die Klippen von Takt und gutem Geschmack, gelegentlich auch von Kitsch und Pornographie, umschifft. Aber letztlich geht es ihm wohl nicht um Provokation, vielmehr um Wahrnehmung, um schönen Schein, um die Haut der Dinge. Hier wird nicht Wesensschau betrieben, sondern Anschauung vermittelt. Gette komponiert Bilder. Seine Ausstellungen sind raffiniert angeordnete Suiten, in denen taktile und visuelle, farbige und gedankliche Eindrücke miteinander abwechseln, sich nach distanziertem Anfang zu kühler Leidenschaft steigern, im magischen Dreieck der Frau münden, aber auch die Erotik wieder zum Bild glätten. Die Felsen und die Blüten, die Körper und das Wasser, das Berühren und das Beschauen sind die Elemente, aus denen Gette seinen Parcours baut, von einem Medium zum anderen wechselnd, aus diesem in jenen Bereich übergehend – rites de passage.

Jochen Gerz

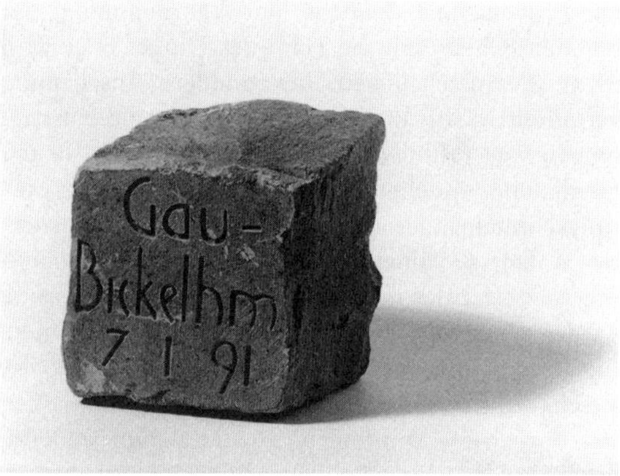

Mahnmal gegen Rassismus, Saarbrücken 1991

Läßt sich gar nichts aus der Welt schaffen? Bücher gegen Bücher

Nun scheint sich heute zu ergeben, daß nicht nur Vergangenes museal ist, sondern auch das, was gegenwärtig geschieht. Es tritt eine Situation ein, wo das, was den einzelnen direkt umgibt – anstatt beeinflußbar und nur erlebbar zu sein –, ihm als etwas Abgeschlossenes, Unverfügbares gegenübersteht. Das was sich wie eine vergangene Zeit, die nicht mehr rückgängig zu machen ist, darstellt, tut das mit Hilfe der kulturellen Medien, des Bildes, des Zeichens, der Schrift. Die drei scheinen einem ikonographischen Gesamtkodex anzugehören, der sich ständig vermehrt, komplexer wird und am Ende selbst die Komplexität von jedem gelebten Leben usurpiert. Die unausgesprochensten und individuellsten Situationen werden so organisiert, jedem Verhalten wird immer neu sein Platz innerhalb der visuellen Legislatur zugewiesen.
(Gerz: Notizen zum Dachau-Projekt)

Träger dieser visuellen Legislatur ist das Buch, zu dem Jochen Gerz ein gebrochenes Verhältnis unterhält.
Es gibt bei ihm:
das paradoxe Buch über Bücher: *Les livres de Gandelu* mit Aufnahmen vom Friedhof des kleinen französischen Ortes östlich der Kapitale, in dem Gerz abwechselnd mit Paris wohnt. Die Leute dort lesen keine

Bücher, aber auf ihren Gräbern stehen oder liegen Bände aus Stein, Keramik, Glas bzw. Kunststoff, deren Umschlag oder geöffnete Seiten mit Widmungen, Abschieds- und Gedenkworten beschriftet sind – mit Sprüchen, die sich auf ewig einprägen. Erst nach dem Ableben werden die Leute von Gandelu von der Galaxie Gutenberg eingeholt

das verweigerte Buch, etwa jene Anfang 1977 im Transsibirienexpreß bei verhängten Fenstern gemachten Aufzeichnungen, die später ins Feuer wandern. Verweigerte Illustrationen dazu sind auf der Reise mitgeführte Schieferplatten, die seine Fußabdrücke aufnehmen als nicht abgezogene Lithographiersteine einer Erinnerung, die sich selbst genügt

das entbundene Buch: die in Arbeit befindliche Veröffentlichung zum Jardin des Plantes, Photosequenzen über Jahreszeiten und Arbeitsabläufe im Pariser Botanischen Garten. Anstatt Zeit zu stauen, wie sonst in Büchern, läßt Gerz sie darin ab- und verlaufen, so das Buch wieder aus seinem Einband (er)lösend und unsere Sinne für Zeitverläufe schärfend

das dokumentarische Buch über die Nicht-Rezeption seines *Dachau-Projekts Exit* Herbst 1977 in München. Die kodifizierten Museumsvorschriften im Konzentrationslager wurden als Alphabetisierung von Verlerntem abgewehrt, die Abdeckung des Geschehenen durch Schrift nicht erkannt, das nie Angenommene absichtlich ungesehen gemacht, so als ob der Vogel Strauß wegen seines langen Halses der schärfste Beobachter wäre die Anti-Bücher als Aporie der Beschreibung

Beschreibung ist das auf d'Alemberts und Diderots *Encyclopédie* zurückgehende Konzept eines durch Illustration und Erläuterung verfügbar gemachten Inventars aller menschlichen Fertigkeiten. Gerz' Bücher *Beschreibung des Papiers* (1973) und auch *Die Zeit der Beschreibung* (1974) sind auf dem Hintergrund dieses klassifizierten Universums zu sehen, dessen kodierte Sprache Beschriebenes und Beschreibung einander längst entfremdet hat. So sind die Voraussetzungen für deskriptive Literatur nicht mehr gegeben, weshalb Gerz als Stör-Autor auftritt:

»Falls es nützlich ist, sich einzuordnen, würde ich mich als Schriftsteller bezeichnen. Erst lineare Texte, dann begann ich, die Buchstaben und Wörter zu stören, von ihrem angestammten Platz zu drängen, eben weil sie mich störten. Ich machte das, was man visuelle Poesie nennt. Später merkte ich, daß nicht allein die Buchstaben mich störten, beengten, sondern das Papier, auf dem die Buchstaben standen; das Papier und das Buch als Medium, dessen tautologische Struktur immer wieder dazu einlud, das gleiche zu tun.«

In der Veröffentlichung *Annoncenteil* (1971) ist diese Schwierigkeit expliziert. Ausweg: sich selbst ausstellen, offene Kommunikation herstellen. Auf Heidelberg regnen von Gerz abgeworfene blaue Karten herunter. Der Finder einer bestimmten Nummer wird Teil eines neuen Buches, alle sind Teilnehmer an dieser Literaturlotterie. Gerz regt auch an, das Pariser Telefonbuch nach Zufallskriterien neu zu fassen, es durch unverhoffte Informationen aufzusprengen. Als visueller Verhaltensforscher will Gerz eingefahrene Systeme auflockern, zu poetischer Aktivität aufrufen. Literatur findet bei ihm zunächst nicht zwischen zwei Buchdeckeln, sondern unter Menschen, anläßlich von Vernissagen, mit Photoapparat, Videogerät und Maueranschlag statt:

»Das, was ich kann, kann jeder. Was ich tue, ist nicht wichtig, weil es Kunst oder Literatur ist, sondern weil ich es tue. Die Bedingung für das, was ich mache, ist nicht die Kunst, sondern das Leben. Ich bin nicht kreativer als andere Leute. Malen, Zeichnen habe ich nicht gelernt, Schreiben macht mir nur dann Spaß, wenn es in fünf Minuten vorüber ist. Den Photoapparat benutze ich wie viele Menschen. Ich photographiere, was ich gern habe. Nicht besser als andere Leute. Kunstwerke können spannend sein, sie machen mich aber nicht so neugierig wie die Leute, die ich kennenlernen kann, sprechen kann.«

Die Beschreibung des Papiers meint den Doppelsinn von Deskription und Vollschreiben. Gerz' Auseinandersetzung mit dem Material beginnt mit Handauflegen und Papierausmessen. Es folgt das Durchprobieren verschiedener Schreibarten und Mitteilungsformen, graphisch wie inhaltlich: Zeichnung, Lesebuch, numerierter Plan, Stempel
(»Den Medien den Rücken kehren – leben«).
Zu Wort, Zeichen und Zeichnung gesellt sich das Bild, das die Reaktion der Passanten auf acht wie eine politische Gruppe in der Rue Mouffetard plakatierte Namen aufzeichnet oder die Entwicklung integriert, was wieder doppelsinnig im Buchtitel *Die Zeit der Beschreibung* vorkommt, desgleichen darin, daß zwei Bilder, oder Handschrift und Typographie, nebeneinanderstehen.

1976 erscheint *Das zweite Buch. Die Zeit der Beschreibung*. Es ist, als ob alles schon hinter einem läge. Die Medien, stille Teilhaber und Verführer, haben ausgedient. Der Fotoapparat, unser großer, alles registrierender Bruder, wird allenfalls noch spielerisch gehandhabt: Man dreht ihn im Kreis, stellt ihn fix aufs Stativ, benutzt ihn als Fernglas, um eine Eisläuferin zu beobachten, und drückt mechanisch ab. Das Ergebnis zählt nicht mehr, es könnte, so der Augenschein dieser Aufnahmen, auch etwas anderes, Beliebiges darauf sein. Oder sie lassen sich mit Farbe überdecken. Am besten gar nicht entwickeln. Denn das will Gerz mit diesem Buch: so tun, als schere sich, am Höhepunkt der Farb- und Ferienphotographie, schon niemand mehr um das Wiedergegebene, als sei das Motiv gleichgültig.

Die erste Zeit der Beschreibung mutete wesentlich kämpferischer an. Die Photoreihen straften die Texte Lügen und umgekehrt, ihr Auseinanderlaufen, sich nicht decken hatte programmatischen Charakter: die Unmöglichkeit von Wiedergabe wurde demonstriert, oft rätselhaft, mit spröden (An)schnitten und einer Laborsprache von extremer Künstlichkeit, die Verunsicherung bezweckte. Manches schien bodenlos, wie wenn man zum ersten Mal einen philosophischen Text liest und erfährt, daß die visuelle Welt nur Sinnentrug oder Einbildung des Ich ist. Leiser apodiktischer Terror, ganz ähnlich den Bildern selbst, deren Überwältigung denunziert werden sollte, war unübersehbar.
Im *Zweiten Buch* ist das Klima verändert. Gerz nimmt Urlaub von der Kamera, die er meinetwegen an einen Baum hängt und von Kindern drehen und abdrücken läßt. Auch kommt ihm der Nebel in Venedig, der

ohnehin das Sehenswürdige unsichtbar macht, gerade recht: nun kann die Aufnahme die Erinnerung nicht mehr verklären. Das Objektiv folgt dem Unscheinbaren – einem fernen Hubschrauber, zum Insekt, seiner Urform, verkleinert, oder erliegt dem Täuschenden: Häusern, die nur getarnte Bunker sind und außerhalb der Schauseite Sichtbeton zeigen.

Inzwischen denkt Gerz über Wiedergabe und Aufnahme, worin Geben und Nehmen steckt, nach. Aber es gibt, so sein Schluß, eben gar keinen Austausch. Was man anvisierte und was man später entwickelt wiedersieht, ist durch eine Kluft getrennt, die Leben heißt. Daß die Wiedergabe das damals Erlebte zurückbringe, scheint nur eine Illusion, die Gerz zur Seite schiebt. Er ist über den bloßen Dualismus »gelebt – nicht gelebt« hinaus:

»Seit Monaten hatte er den Apparat weder gebraucht noch um sich gehabt. Er hatte ihn nicht nur vergessen, sondern hätte wohl auch nicht, wenn man ihn danach gefragt hätte, ohne zu zögern sagen können, wo er sich befand. Einerseits war es seit langem sein hauptsächliches Werkzeug, andererseits hatte es so oft Verwendung gefunden, daß sein Zeugnis, das man auch als seine Mitteilung bezeichnen konnte, etwas Beschämendes hatte. In Wirklichkeit war die einzig plausible Erklärung des Apparats dessen Nutzlosigkeit gewesen, und gerade sie schien jetzt hinfällig. Es könnten Jahre vergehen, ehe der Stoß Bilder, den er dem Apparat verdankte, Verwendung gefunden hätte. So wie er die Aufnahmen durchsah, hätten sie auch von jemand anders gemacht sein können. Nichts führte zu ihnen hin. Er schien sie zu adoptieren, weil sie vor ihm lagen und ihm auch nicht bekannter sein konnten als die Bilder, die er seither hätte machen können.«

Der Autor ist nun an dem interessiert, was zwischen angeblich Wiedergegebenem und angeblicher Wiedergabe liegt.
Er verfällt auf ein Sinn-Bild, den Zentauren: Pferd bis zur Brust, Mann darüber. 1976 wird das Ungetüm in den deutschen Pavillon der Venedig-Biennale gezwängt, ein Kommentar dazu in Spiegelschrift ausgestellt, die erst nachträglich für den Druck entzerrt wird: *Die Schwierigkeit des Zentauren beim Vom-Pferd-steigen.* Es ist das erste richtige Buch von Gerz, sperrig wie sein Titel. »51 Tage, 247 Stunden geschrieben«, lautet die Schlußbemerkung vom 31. März 1976. Weshalb dieser Marathon? Gerz will sich leer machen, will protokollieren, was in ihm ist, wenn er sich zum Schreiben, und nur dazu, auf dem Lande einschließt, immer dasselbe

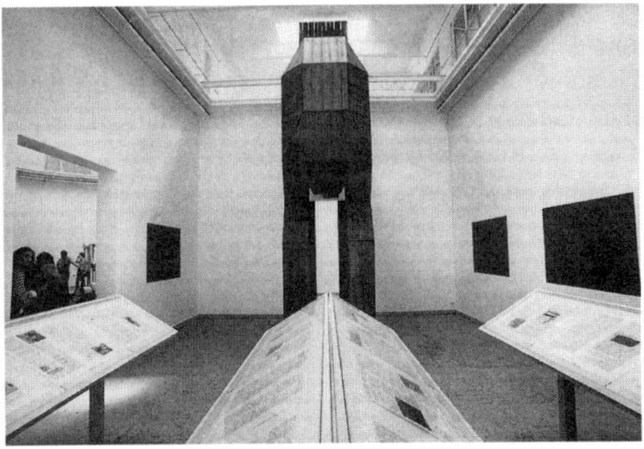

Die Schwierigkeit des Zentauren beim Vom-Pferd-steigen. 1976

Fenster, die gleiche Landschaft mit ihren unmerklichen Bewegungen vor Augen. Die fünfhundert Beobachtungen, Selbstanleitungen und Fragmente haben zwar mit Tagebuch und Aphorismensammlung zu tun, sind aber nicht literarisch geplant und schon gar nicht abgerundet. Der surrealistischen ›écriture automatique‹ haben sie das Wissen des Späteren voraus, daß jenes Herauffördern von Traumelementen nur auf ein gewolltes Ergebnis hin möglich war. Gerade das aber lehnt Gerz grundsätzlich ab, weshalb er auch keine Korrekturen für den Druck anbringt und die Niederschrift unbearbeitet dem Herausgeber überläßt.

Stehenbleiben, Fertigmachen wäre für ihn ein Irrtum, so als hätte das Leben oder das Denken etwas Ergebnishaftes an sich«. »Das Kunstwerk als Fixierung aus Gestaltungstrieb bedeutet Herauslösen aus einem Fließenden, mithin Entstellung, eine Machtergreifung der Vermittler«. Schreiben, und damit kommen wir zum Kern dieses Buches gegen das Schreiben, ist immer Beschreiben, Malen immer Abmalen. Die Schrift ist immer die Legende zu etwas, sie steht nicht alleine da.« Gegen die Autonomie des Mediums praktiziert Gerz als Rückgängigmachung das Linksschreiben. Er nennt es »das Papier entschreiben«. Entsprechend werden auch die beim Schreiben entstehenden Zeichnungen zum Zentaur mit brauner Farbe abgedeckt. Aus der Mimikry des Kunstbandes mit Text und Tafeln wird eine Demonstration gegen das Feststellende, Fest-Stellende des Buches. In Wirklichkeit ist Schrift »nur der Nachweis von Zeit, die vergangen ist beim Schreiben ... Schreiben auffassen als Abschreiben der eigenen Zeit«.

Was zählt aber dann für den Autor? Atmen, beweglich bleiben, Rumpfkreisen, wie er immer wieder mit sportlichem Unterton sagt: »Sich bewegen, ohne von der Stelle zu kommen.« Indifferent sein, zuschauen, keinen Posten annehmen, bei der »Organisation« nicht mitmachen, leer sein, durch sich hindurchgehen lassen, weich – anpassungsfähig bleiben. »Der guten Sache nicht dienen. Jerusalem nicht befreien. Ausatmen«. Das klingt fernöstlich, ist aber in seiner provokanten Sanftheit ohne fatale Mystik, eher situationistisch, dem Augenblick als Atom der Zeit angeschmiegt. Ein Training in Fröhlicher Wissenschaft, da Worte und Bilder sich immer wieder vor die Sache stellen wollen, weshalb Gerz auch abgeschlossene Kunstwerke als l'art pour l'art rubriziert und selbst ein unfertiges Monstrum hinstellt.

Spiegelbildlich begleitet der Text die Konzeption jenes Holzbocks im Seitenschiff des Biennale-Pavillons. Beide sind aufeinander angewiesen wie der Blinde auf den Lahmen: »Das Pferd steht so im Raum, daß es nicht hineinpaßt. Es steht in zwei Räumen. Der Betrachter kann nicht in zwei Räumen zugleich sein, er ist in dem einen oder in dem anderen und sieht jeweils nur einen Teil. Den anderen Teil muß er, wie bei einer Zeichnung, die über vier Seiten geht, gleich wie er blättert, sich vorstellen. Die Skulptur ist unadaptiert in bezug auf ihre Umgebung. Sie widerspricht den elementaren Regeln des Gesehenwerdens«. Es ist eine Allegorie, eine Anspielung auf das Trojanische Pferd, den Zentauren, schließlich Polyphem. Gerz operiert seit einiger Zeit mit griechischen Stücken, welche Mythen auf heutige Situationen hin durchsichtig machen wollen: Eurydike, die sich nicht umsehen, sich kein Bild machen darf; Apoll, der Marsyas die Haut abzieht, so wie Kultur die Natur enthäutet und schutzlos macht; schließlich Prometheus:

»Prometheus: die gerechte Teilung in Schwarz und Weiß. Die ideologische Situation, auf der einen Seite eine gerechte Sache, auf der anderen Seite eine gerechte Sache. Das binäre System, das sich nicht selbst überwinden kann (das glaubt, sich über Gegensätze auszudrücken, aber nur Tautologien produziert). Unter dem Vorwand des Gegensätzlichen: immer mehr vom gleichen P. versus Reproduktion. Diesseits der Grenze der Sichtbarkeit ist dem Medium nichts gewachsen, kann man ihm nur die krampfige Leber hinhalten. ›Den Medien den Rücken kehren‹, man kann es nicht.

P. im Stück von D. ist der Mann, der sich dagegen wehrt, abgebildet zu werden. Er blendet mit dem Licht, das von der Sonne kommt (mit dem Spiegel), die Linse der Kamera, die auf ihn gerichtet ist. Er kann es nicht verwinden, sichtbar zu sein, d.h. reproduzierbar. Was sichtbar ist, kann man in ein Bild verwandeln, unbeweglich machen, fix, tot (bei lebendigem Leib).

Jedes Produkt ist ein Stück von der Leber von P. Die Beute der Medien. Jedes Produkt ist P.s Verlust. Er produziert nicht, das Produkt wird ihm ausgerissen. Je mehr ihm ausgerissen wird, desto mehr wuchert nach.«

Und dieser Zentaur, Symbol der Selbstverleugnung, der Überwindung des Tierischen im Sinne kultureller Sublimation, der Trennung. Der Zentaur meint also den Kulturmenschen, durch die aristotelisch-christliche Tradition in Geist und Trieb geteilt. Er meint vor allem den Künstler, zugleich naiv und bewußt (sentimentalisch, sagt Schiller), dem man den Maulkorb »Bilde Künstler, rede nicht« vorhängt.

Solche Parzellierung ist nicht Gerzens Sache. Ihm geht alles ineinander über: das Gesagte und Nichtgesagte, das Geschriebene, Photographierte und nolens volens »Gestaltete«. Nichts meint sich selbst, alles ist, wie auch seine sich mehrenden Aktionen, metaphorisch aufzufassen. Der gemeinsame Nenner könnte Poesie heißen, wie sie seine bevorzugten Dichter betreiben: Ezra Pound, W. B. Yeats, C. E. Cummings, James Joyce. Poesie als unabhängiges, versprachlichtes Objekt. Zitate, Namen, Orte deuten auf den Kern, ohne diesen beschreiben oder gar erläutern zu müssen. Poesie als Sprachplastik ohne Fortgang; eins stützt orakelhaft das andere, nichts wird definitorisch eingeengt, einer Lösung zugeführt. Denn schließlich ist der Zentaur ja auch Gerz selbst, Selbstbildnis des Künstlers als nicht mehr ganz so junger Mannes, bei dem Sprache aufs Bild verweist wie in den fiktiven Erlebnissen des »Malers« Jean Le Gac. Bis dann doch alles, wenn das Holzpferd abgetakelt ist, zwischen zwei Buchdeckeln endet, der linkshändige Kakemono beim Sammler landet.

Denkt man Gerz' Verhalten durch, kommt man auf zwei Wurzeln: die deutsche Romantik und Jean-Jacques Rousseau. Romantisch scheint seine Besorgnis über das Getrenntsein, über die verlorene, nur utopisch herstellbare Einheit zu sein. Direkt an Novalis erinnert das im Mai 1978 in Graz gezeigte Stück *Der*

Stein will zurück zur Schleuder: das durch Reflexion Gespaltene strebt zum Ausgangspunkt Natur zurück. Zugleich ist die schillernde Aktualität (und Ambiguität) Rousseaus aufgerufen, der nicht aufhörte, das Abschneiden der Nabelschnur zu beklagen, sie aber gerade dadurch definitiv kappte, daß er sich als Präzedenzfall der Entfremdung beschrieb und in diese Alienation bis zum letzten Wort verliebt blieb. Die Parallele geht noch weiter. Dank seinem Wissen vom eigenen Anderssein machte Rousseau die Ethnologie zugleich möglich und irreversibel. Zeit und Fortschritt leugnend, stellt er sogenannte primitive und entwickelte Gesellschaften gleich, trennt sie damit aber endgültig, versuchen doch nur die zweiten die ersteren zu begreifen. Erkenntnis, so die Trauer jeder kritischen Theorie, ist um diesen Preis. Daher das bei aller getüftelten Emotionsferne und Indirektheit fast Pathetische der Gerzschen Aussagen. Sie halten sich abseits vom Vertrauensschwund der Sprache und bleiben doch Teil derselben. Sich am eigenen Haarschopf aus dem Sumpf ziehen zu wollen, wirkt deshalb so ansteckend, weil im Scheitern schon der Erfolg liegt. Niemand, der zusieht, wird das Unmögliche nicht auch selbst versuchen wollen.

Mit *Blau (Gelb, Rot) oder Das wirkliche Leben* führt Jochen Gerz Farbe in seine Photokompositionen ein. Wie ein Sockel steht unten der Grundton und drängt die schwarzweißen Bilder noch weiter in ihre Abwesenheit zurück, in jenes Niemandsland zwischen dem Wirklichen und seiner Darstellung, in dem sich Gerz voll Skepsis über die Mediatisierung unserer Welt angesiedelt hat. Locker in vertikalen Sequenzen über die Fläche verteilt, verweigern diese Bilder Erkennbarkeit und Verlauf, zumal einzelne wie abseits im Raum schwimmen, kein Anfang und kein Ende erkennbar ist. Sie scheinen beschwörend an etwas zu erinnern und es gleichzeitig auslöschen zu wollen. Es sind Naturausschnitte, im Nordwesten Kanadas aufgenommen und durch Negativabzüge so distanziert, daß sie wie Strukturen aus Radierungen oder Details aus fernöstlicher Malerei wirken.

Texte sind den Photos lose beigegeben, ihnen aber nicht über- oder untergeordnet. Denn auch sprachlich findet jenes »wirkliche Leben«, das der Titel ankündigt, nicht statt. Indirekt und zurückgenommen wird da auf ein Jahr angespielt, »in dem nichts passiert«. Alle zwölf Jahre fängt es wieder an, im verlangsamten Rhythmus, wie ihn Naturvölker kennen. Hier sind es wohl die Indianer oberhalb Vancouvers, von deren Mythen, Masken, Fangbooten und -tieren: Wale, Lachse beiläufig die Rede ist. Am Ende der zwölf Jahre steht man so namen- und souvenirlos da wie am Anfang oder wie vor diesen Bildern, die etwas zeigen und es doch verbergen, die sich in alle Richtungen lesen lassen, so wie die Zeit hier ihre Linientreue aufgibt, kreuz und quer und in die Irre führt. »Entnehmen« läßt sich diesen kunstvollen Bilderrätseln nichts – außer der leisen Mahnung, selbst auf visuelle Entdeckungsfahrt zu gehen.

Etwas sehen, das es nicht gibt. Die Bremer Befragung 1995

Fünf Jahre lief die Inkubationszeit dieser Arbeit, länger als manche Großskulptur. Herausgekommen ist, wenn man so sagen darf, ein Glas- und Metalldreieck. Durchs erste blickt man von der Bürgermeister-Smidt-Brücke, die in die Bremer Innenstadt führt, auf die Weser. Das zweite enthält in flachen Metalllettern einen lakonisch verrätselten Text und 269 Namen: die Teilnehmer des Werks. Und die Arbeit selber? Sie ist hier und überall; die befahrene, von Fußgängern überschrittene Stelle steht symbolisch für den öffentlichen Raum einer Stadt und ihrer Bewohner. Eine soziale Plastik also. Ja, aber eine, die sich durch Mitdenken, Weitererzählen, Träumen definiert. *Sine somno nihil* heißt das Unternehmen. Es bezeichnet einen gemeinsamen Weg, etwas, das zusammen getan wurde, angeregt von einem Künstler, der Wiederholungen scheut und sich mit jedem Vorhaben neu erprobt.

Jochen Gerz, je immaterieller seine Werke, desto größer ihre Resonanz. Als einer der wenigen nach Beuys existiert dieser Minimalist des Understatements im allgemeinen Bewußtsein. Das Dachau-Projekt, der Kentaur in Venedig machten in den siebziger Jahren mit seinem medienkritischen Umdenken vertraut. Dann kam die Zeit der Erinnerung, das Ende der Verdrängung. Die auf seine Veranlassung unter die Pflastersteine des Saarbrücker Schloßplatzes geschriebenen Namen der ehemaligen jüdischen Friedhöfe in Deutschland brennen unter den Sohlen. Die Aktion hat sich als Mahnmal gegen Rassismus weltweit eingeprägt, oft schon vom Namen des Konzeptors gelöst. Das zusammen mit Esther Shalev-Gerz entwickelte Hamburg-Harburger Mahnmal gegen Faschismus, auf dem Passanten ihre Ansichten und Proteste eintragen konnten, wurde, wenn die Schreibfläche voll war,

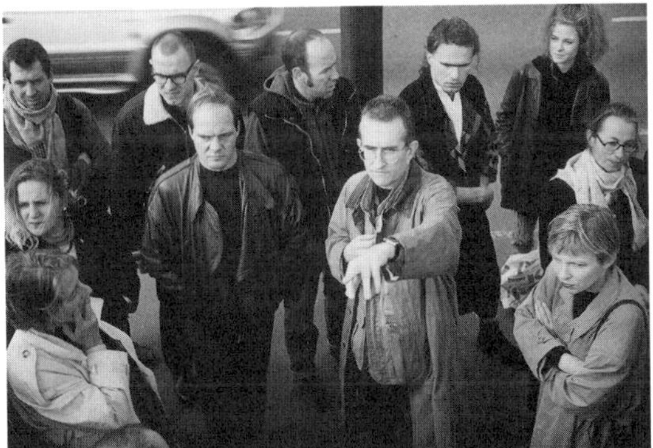

Die Bremer Befragung, 1992-1995

jeweils tiefer in den Boden abgesenkt, bis es seit November 1993 nur noch durch einen Sehschlitz erkennbar bleibt. Denn welche zeitliche Dimension soll ein Denkmal heute noch haben? Entweder die kurze, strahlende Epiphanie des verhüllten Reichstags als Eisschloß und Berg-Kristall oder der unsichtbare Stachel im Fleisch. Bei Gerz jedenfalls tritt an die Stelle des konkreten Zeichens der Raum des Nachdenkens, verknüpft mit der Idee, das Publikum zur Mitarbeit zu animieren.

Die Hamburger Leistung brachte Jochen Gerz 1990 den erstmals verliehenen Rolandpreis der Stadt Bremen ein. Er ist mit der Auflage verbunden, eine Arbeit für den vielstrapazierten öffentlichen Raum zu entwerfen. Inhaltliche Prämissen waren seitens des damaligen Kultursenators und heutigen Regierenden Bürgermeisters Henning Scherf nicht vorgegeben. Sie blieben der Initiative des Künstlers, dieses Hofnarren der Demokratie, anheimgestellt. Wenn also schon nicht die auslobende Behörde, folgerte der listenreiche Gerz, dann würden doch sicher die Bürger als Wählende wissen, welchen Auftrag sie für ihre Stadt erteilen wollten. Und so begann 1993 die sogenannte »Bremer Befragung«. Ein Titel wie von Brecht, aber auch ein Lehrstück? Gerz, damals Gastprofessor an der Bremer Hochschule für Künste, ging, wie schon in Saarbrücken, mit Studenten die Realisierung an. Über Verteiler aus Medien, Wirtschaft und Kultur wurden fünfzigtausend Fragebogen an unterschiedliche Bevölkerungsschichten versandt. Drei Fragen waren gestellt: Zu welchem Thema soll Gerz' Arbeit Stellung nehmen? Lassen sich solche Vorstellungen überhaupt durch Kunst verwirklichen? Will der Empfänger an dem Projekt mitwirken?

Der Rücklauf war zögernd, 269 Antworten, etwas mehr als ein halbes Prozent. Auf sechs öffentlichen Seminaren in der Kunsthochschule, der Universität und der Justizvollzugsanstalt wurden die Ergebnisse besprochen. So unterschiedlich die Erwartungen, so erstaunlich, ja beängstigend das Vertrauen in die Kunst. Da, wo die Politik versagt, lautete der Tenor, vermag Kunst gegen Ausländerfeindlichkeit, Zerstörung der Umwelt, Diktatur und Manipulierung aufzutreten. Zusammen mit einem Gefühl von Ohnmacht erscheint Kunst als letzte Rettung. Doch auch Zweifel an ihren Möglichkeiten werden laut, dazu eine Allergie gegen weitere Stadtmöblierung, die Jochen Gerz teilt.

Mit der ihm eigenen altmodisch zeitaufwendigen Zähigkeit und einem durch Engagement konkretisierten intellektuellen Charme erreicht Gerz schließlich die diffizile Finanzierung einer Plastik, die kein Objekt sein muß. Statt dessen etwas Virtuelles, möglicherweise Weiterwirkendes, eine in Gang gebrachte Bürgerinitiative, die sich dann doch an einem Gegenstand festmacht.

Es handelt sich um ein begehbares, diagonal geteiltes Rechteck von zwei auf einen Meter, das schräg über den Brückenrand hinausragt und eine Auskragung des Geländers wie für eine Zuflucht oder eine Brückenkapelle bewirkt. Das Dreieck über dem Wasser besteht aus dickem Sicherheitsglas, das andere ist aus rostfreiem Edelstahl mit eingeätzten Buchstaben. Über dem Fluß angebracht, der nicht stillsteht, so wie der Verkehr darüber nicht aufhört, befindet sich die *Bremer Befragung* am transitorischen Ort. Und sie geht weiter, wie der Text anregt: »Wenn Du aufs Wasser schaust, siehst Du Dich selbst, und zugleich bist Du das Bild, das Dich verläßt wie der Vogel seinen zitternden Busch. Vielleicht für immer. *Die Bremer Befragung* ist eine Skulptur, die aus den Bildern derer entsteht, die sie sich vorstellen. Alle, die das tun, sind ihre Autoren ... *Die Bremer Befragung* ist ihren Autoren gewidmet und allen, die hier stehenbleiben und etwas sehen, das es nicht gibt.«

Mehr kann Jochen Gerz, dieser Agnostiker der Utopie, nicht versprechen. Ohnehin ist es schon viel, ein Werk so offenzuhalten, daß Vorübergehende es weiterdenken können. Modisch könnte man von Interaktion sprechen. Jedenfalls ist die Ghettoisierung mancher bemühter Gedenkstätten vermieden, die alle ansprechen wollen und niemanden erreichen. Hier stehen die Namen von Lebenden, und ihre Liste läßt sich verlängern; wer will, schließt sich an. Gerz lädt dazu mit einem poetischen Bild ein, das flüchtig an den sich selbstverliebt spiegelnden Narziß erinnert, dann aber auch den künstlerischen Akt selber, das Fortgeben der Idee, andeutet.

»Etwas sehen, das es nicht gibt« – das klingt wie eine Definition von Konzeptkunst. Gerz ist ein Mann der Sprache. Sie geht bei ihm, quasi chinesisch gedacht, den Dingen voraus, ersetzt oder suggeriert sie. Gespräche schaffen ein soziales Netz, das flüchtige Wort scheint noch das Beständigste in einer Zeit kommunikativer Umwälzungen. Gerz praktiziert es lächelnd, einen Hauch asketisch, mit der Lockerheit des schreibenden Wanderartisten ohne Atelier, der den Schwund der Bezugssysteme erkannt hat und verantwortungsvoll, wie zu ständiger Klärung unterwegs ist. So wie ein Christian Boltanski auf andere Weise den predigenden Künstlerphilosophen verkörpert.

Das hat, bei allem Hin und Her, nichts von der Hektik und Ruhelosigkeit der Manager in aestheticis. Eher bieten sich Dirigenten zum Vergleich an, die ein lokales Musikmilieu durch intensive Zusammenarbeit auf Zeit dynamisieren und Nachwirkungen zeitigen. Letztere scheinen bei Gerz besonders deutlich. Seine Projekte fallen fast immer mit Lehraufträgen zusammen und beziehen Studierende, im Falle Bremens sogar die Öffentlichkeit, mit ein. Der Künstler und die Res publica – eine Annäherung mit Zukunft?

Dorothee von Windheim

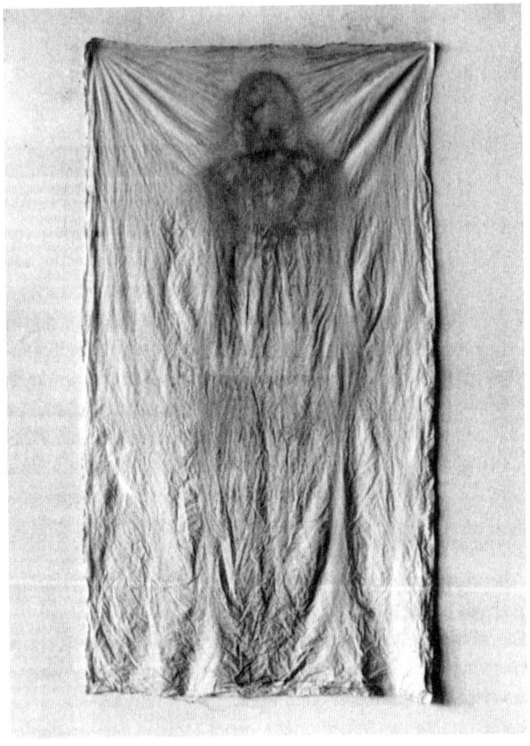

Selbstportrait (Leuchtturm), 1969

Warum ziehst du mich ab von mir selber?
Wand als Haut

Immer hat es gereizt, auf Wänden zu schreiben, von Wänden abzulesen. So wie man mit dem Körper sprach, ihn mit Clanmerkmalen, Abwehr- und Persönlichkeitszauber tätowierte, so bedeckte man auch die Wände um sich, als Außenhaut, mit Zeichen. Man kennt solche Zeichnungen aus der prähistorischen Höhlenmalerei, aus der Sahara, der Buschmannkunst, auch aus Australien. Die Wand wird zur Projektionsfläche ihrer lebenden Gegenüber, die daran Abbilder, Schatten der sie regierenden Ideen gewahren. Sie ist auch die Schreibtafel schweifender Vorstellungen, weshalb Leonardo da Vinci in sein Buch von der Malerei eine ›neuerfundene Art des Schauens‹ aufnimmt: »Wenn du auf mancherlei Mauern hinsiehst, die mit verschiedenen Flecken bekleckst sind, oder auf Gestein von verschiedener Mischung – hast du irgendeine Szene zu erfinden, so wirst du dort Ähnlichkeiten mit diversen Landschaften finden, geschmückt mit Gebirgen, Flüssen, Felsen, Bäumen, weiten Tälern und Hügeln in mancherlei Art. Auch kannst du darin allerlei Schlachten sehen und lebhafte Gebärden von Figuren, merkwürdige Gesichtszüge ... «

Leonardos Rat ist vor allem in unserem Jahrhundert beherzigt worden, als man, über die gewohnten Kulturräume hinaus, für scheinbar unverbildete Äußerungen von ›Naturvölkern‹, Schizophrenen und Kindern hellhörig wurde. Paul Klee und die russischen Künstler um Larionow haben solche Zeichnungen kurz nach 1900 registriert. Später, als man die Textur der Städte selbst durchforschte, gerieten die Mauern insgesamt ins Blickfeld. Spontane Ritzzeichner hatten ihre Unebenheiten, Risse und Einfärbungen zu Kompositionen genutzt, in denen sich großstädtischer Eros, Gruppenleben, aber auch Einzelgängertum niederschlugen. Der Photograph Brassai hat solche Wände in seiner Sammlung von Graffiti festgehalten, die schon in den dreißiger Jahren in der Zeitschrift *Minotaure* zu erscheinen beginnen. Als Buch zusammengefaßt, begegnen sie sich nach dem Kriege symptomatisch mit der ganz subjektiven Ausdeutung solcher ›Flecken‹ durch die Malerei des Pariser Tachismus und mit der Kunst von Wols, Jean Fautrier, Jean Dubuffet und Antonio Tàpies. Die zwei Letztgenannten stellten selbst aus verschiedenen Rohstoffen farbig-plastische Oberflächen her, die sie zum Schauplatz eigener Zeichensymbolik machten: die Außenseite als Innenschau sozusagen.

Von solcher psychologischen Ausgeklügeltheit ist eine Künstlerin wie Dorothee von Windheim weit entfernt. Man rechnet sie der *Spurensicherung* zu, weil sie Wandflächen ablöst und, unterstützt von dokumentarischen Aufnahmen, zur Schau stellt: also nicht den Eindruck oder Abdruck der Sache, sondern die Sache selbst. Hier wird eine veränderte Einstellung gegenüber allmählich gewordenen Zuständen erkennbar.

Dorothee von Windheim hat sich in Italien entdeckt, dem Land, wo die Wände leben, wo der Verputz oder Stein die Physiognomie des Raumes bestimmt, der immer ein umbauter ist. Italienische Städte sind naturabgewandt, von außen nach innen gedacht. Im Zen-

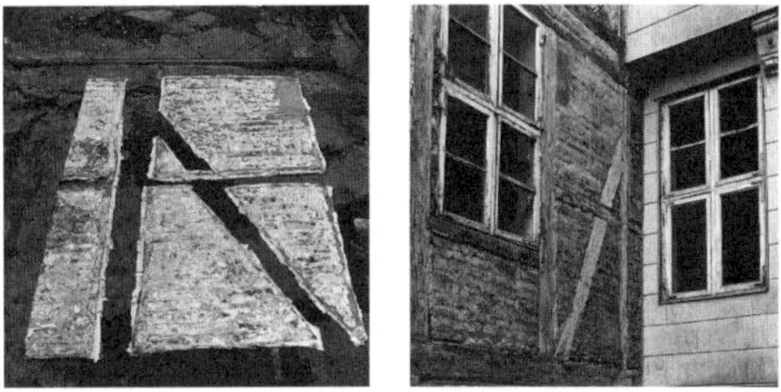

Fachwerk, Wolfenbüttel, Großer Zimmerhof 27

trum der Platz, ein Geviert, das die Benutzer einfaßt, so wie die Straßenfronten nie abreißen, keinen Blick ins Freie gewähren, allenfalls in Höfe als abermals geschlossene Bezirke. Freiheit, wie der Norden sie versteht, würde hier Verlorensein bedeuten, Ziellosigkeit. Die Stadt wird ja gerade aufgesucht, um der Entblößtheit der Natur zu entgehen, die man, wo sie nicht landwirtschaftlich intensiv genutzt ist, gern sich selbst überläßt oder verunstaltet. In der Stadt dagegen wird man von Fassade zu Fassade weitergereicht und endlich von der Piazza eingefangen. Man ist nicht auf, sondern in der Straße, von Mauern umgeben. Mauern, deren Farbe, Belag und Rissigkeit Zeit speichern, gelebte Zeit, nicht abstrakte Chronologie.

Indem sie Wind, Wetter und Abgasen ausgesetzt ist, erhält die Hausfront ihren wechselnden, von Jahreszeit und Beleuchtung abhängigen Ausdruck, der sie zum alternden, verfallenden Lebewesen macht. Zwar ist dieser Rhythmus unmerklicher und auseinandergezogener als der unsrige; weil aber die Wände bei aller Beständigkeit sich doch ändern, weil sich das, was vorbeigeht oder mit ihnen vorgeht, darauf abzeichnet, haben diese Epidermen Spiegelfunktion. Die Risse, die Ablagerungen, die Einbrüche geben im Grunde unseren Umgang mit Gebautem und unser Leben im umbauten Raum wieder. Weshalb Dorothee von Windheim bei ihren Stadtgängen übrigens auch Putzfragmente einsammelt, die ständig wie Schuppen von den Häusern fallen und dem, der die Augen auf den Boden heftet, langsamere Zeitabläufe punktieren.

Italien ist aber auch das Land mit den meisten und den größten von Malerei bedeckten Wandflächen. Griechen, Etrusker, Römer, Mittelalter, Renaissance, Barock und das 19. Jahrhundert haben diese unglaubliche Wandzeitung hervorgebracht. Es sind Selbstdarstellungen unterschiedlicher Motivation, die immer eine Art Doppel des Betrachters bilden. Er projiziert sich, sei der Anlaß nun religiös, dynastisch oder staatlich, in diese Versammlungen und Umzüge hinein, die ihrerseits zwischen Gebäuden und Mauern im architektonisch eng umstellten Kader spielen. Auf Wänden wieder Wände: eine totale Mauerschau, die den Betrachter einrahmt, ihn unter Fresken mehr bei sich und zu Hause sein läßt als in der Wirklichkeit.

Nirgends so wie in Florenz, diesem unentrinnbaren urbanistischen Kunstwerk, das den Charakter seiner stolzen, nach außen abgeschirmten Bewohner als geschlossene Gesellschaft wiedergibt. Und das prozentual mehr Fresken enthält als jede andere Ansiedlung auf der Welt. Fresken, die ebenfalls bleichen, abbröckeln, ihrer Inhalte und Farbgleichungen verlustig gehen, sich im Aussehen den von ihnen besetzten Wänden bis zur Ununterscheidbarkeit anpassen. Wer könnte da, wie beim ständig zur Röntgenaufnahme verblassenden, ständig neu aufgefrischten *Letzten Abendmahl* Leonardos in Mailand, noch sagen, wo die Malerei aufhört, wo die Mauer beginnt? Wenn der gleiche Leonardo, wie wir sahen, das Hineinsehen geahnter Formen in Wände empfahl, so war dies eine weitere, nunmehr imaginäre Art der Wandmalerei, derer sich Max Ernst und der Surrealismus, derer sich auch Dorothee von Windheim entsann, ging sie doch nach Florenz wegen der Etrusker, der Quattrocentisten, wegen Giotto und des nahen Piero della Francesca.

1972 vertauscht sie, nach dem Augenschein der Santa Sindone, dieses Leichentuchs von Turin, das vielleicht die Umrisse des gekreuzigten Christus festhält, das Durchreiben von Bäumen und Säulen auf Musselintücher mit dem Abnehmen von Wandoberflächen. Solcherart macht sie ein Stück Mauerphysiognomie transportabel und hinterläßt eine Leerstelle, eine neue Gliederung des bearbeiteten Flecks, damit eine veränderte Situation. Aber auch das gewonnene Wandbild ist verwandelt. Nicht nur, daß durch die Isolierung die taktilen und farbigen Eigenschaften des Ausschnitts verabsolutiert werden. Formal kommen neue Qualitäten hinzu.

Dies geschieht in Florenz, das sich ja wie aus Schizophrenie die Haut vom Leibe reißt, das mit der Technik des ›strappo‹ immer mehr gefährdete Fresken abnimmt, sie damit zugleich sicherstellt und heimatlos macht. Sie sind nun keine erzählenden Membranen von Architektur mehr, sondern ästhetische Objekte, Museumsbilder. Die Deutsche lernt in Florenz von Restauratoren das Abnehmen, nur daß sie keine Fresken ablöst, sondern Wandteile. Sie arbeitet anfangs im Abbruchgebiet der Fortezza da Basso, dem Festungs- und Kasernenareal nördlich des Hauptbahnhofs. Zunächst geht es ihr um Verwandlungsbilder. 1973/74 trennt sie von der früheren Sattlerei und vom Lager die Namen ab: SELLERIA MAGAZZINO. Die perspektivisch gemalten, anderthalb Meter hohen Buchstaben, sozusagen letzter Ausklang der auf den Hund gekommenen Freskenkunst, werden nun, da sie aus der Lesbarkeit entlassen sind, zu flächigen Raumkonstruktionen; eine Lochreihe bleibt zurück.

1975 folgt am gleichen Ort die Abnahme einer kleinen Hauswand mit rundem Okulus, Fenster und Tür. Als Ergebnis zeitigt diese Schönheitschirurgie ein neues Gesicht, eine Veränderung der Züge. Die Photos der Abtrennung muten wie ein surrealer Stummfilm an mit ruckweiser Zeitverschiebung. Der Abzug selbst ist dann ein autonomes Gebilde, für sich neuwertig, als Form, nicht nur als Träger suggestiver Ablagerungen und zum Ablesen von Gewesenem. Man denkt an Fertighaus und Fertighaut, auch, anthropomorph gesehen, an ein Kleidungsstück, eine weitärmelige Tunika mit Öffnungen für die Hände.

Die Abhängigkeit der Künstlerin von Wänden läßt in dem Maße nach, wie sie nicht mehr ausschließlich an passiv hingenommener Oberflächenstruktur interessiert ist. Sie bringt nun durch ihre Motivwahl selbst Form hervor. Zum Beispiel, indem sie im Negativraum arbeitet, Zwickel zwischen Bögen aussondert, in S.Agata bei Florenz wie in der Villa Romana, oder wenn sie die Füllungen eines Fachwerkbaus in Niedersachsen abdrückt, die ein konstruktivistisches Bild, eine kontrollierte architektonische Struktur ergeben. Ähnliches schwebte ihr auch für eine Arbeit an der Place des Vosges in Paris vor. Unter den Arkaden des Hauses Nr. 25 wollte sie während der Restaurierung ein Gewölbe abnehmen, die Teile aber nachher nicht wieder zusammensetzen, sondern als selbständige Formen wirken lassen.

Der Zyklus *Warum ziehst du mich ab vor mir selber!* (1979) bedeutet sicher eine Hommage an Florenz, aber auch eine Distanzierung von dieser Stadt, in der alle früheren Arbeiten Spuren hinterließen, diese eine jedoch nicht mehr. Die Operation betrifft ein Haus auf der rechten Seite der Via Senese, die von der Porta Romana, Florenz' »mächtigstem und wohlhaltenstem Stadttor (1326)«, wie der Führer meldet, nach Süden verläuft. Diese alte Hauptstraße nach Rom beginnt mit einer jähen Steigung, die allen Gästen der Villa Romana, dem etwas oberhalb gelegenen deutschen Künstlerzentrum, unvergeßlich ist, läßt doch das Herunterschalten hochtouriger Motoren den Lärmpegel jedesmal emporschnellen. Auch Dorothee von Windheim gehörte zu diesen Gästen. Immer wenn sie in die Stadt ging, passierte sie das alte Gebäude mit den Scheinfenstern. Es sind die sogenannten ›Fonti di Colombaia‹ aus dem vierzehnten Jahrhundert. Unter den breiten Arkaden befand sich eine Tränke, an der sich die Pferde erfrischten, ehe sie das steile Stück Straße in Angriff nahmen. Das Haus selbst diente einst Reisenden in die Ewige Stadt als Unterkunft. Deutsche Rom-Pilger, welche die Pest von 1348 glücklich überstanden hatten, stifteten der nahen Kirche S.Ilario aus Dankbarkeit ein Kreuz.

Da zur Sonne hin gelegen, sind die Läden der zwei Fensterreihen über den Bögen fast immer geschlossen. Daß sich zwei vorne und einer an der Seite nicht öffnen lassen, fällt nur an trüben Tagen auf oder wenn man genauer hinsieht, wie die Künstlerin, die hier 1974 auf dem Weg zur Fortezza da Basso täglich vorbeikam. Schon damals faßte sie den Plan, diese zum Schein gemalten grünen Läden, hinter denen es keine Öffnung gibt, abzunehmen. Die Stadtverwaltung lehnte einen entsprechenden Antrag zwar ab, verwies aber auf eine bevorstehende Restaurierung, die genau fünf Jahre später, im Sommer 1979, in Gang kam. Die Künstlerin hatte sich inzwischen weiterentwickelt, vom Positiv zum Negativ sozusagen, vom Wand- und Materialbild zur struktiven Aussage, die das Verhältnis von Voll- und Leerstellen, von Gliederung und Ausgespartem einkalkuliert. Damals wollte sie die Läden wie die Lettern in der Fortezza als schöne Bilder losmachen. Wenn sie trotzdem im Juni 1979 auf das neun Meter hohe Gerüst stieg – während einer Streikwoche der Bauarbeiter konnte sie in Ruhe werken, ihre Tücher und Gerätschaften zum Leimkochen hochschleppen, die Gasflasche anschließen –, dann, weil, wie sie meint, erstmals keine Narbe zurückbleibt, die Wunde ist vollkommen verheilt, ein Stück Schein in Kunst überführt. Das Fenster zum Ansehen wird nie eines zum Hineinsehen: Nach der Abnahme der Läden werden die Lücken im Zuge der Renovierung verputzt, die Rahmen neu gestrichen. Die Stücke augentäuschender Dekoration aber leben zum Betrachten weiter. Bisher hatte man etwas hinter ihnen gesucht; nun findet man etwas darin.

Drei Vorderseiten bilden den Kern der Arbeit, unterstützt von Photos, die den Zustand vorher und nachher ausweisen. Die Künstlerin hat die Farben vor der Abtrennung mit Kasein fixiert, dann auf die Vorderseite mit wasserlöslichem Leim ein Tuch geklebt, das in einem Tag antrocknete und die Malerei beim Abziehen mitnahm. Auf dem Rücken wurde Gaze als Träger befestigt und die Schauseite schließlich freigemacht.

Geblieben sind drei Bildformen, zwei mit Rahmen, eine ohne. Drei Stadien von Zerfall und Verwandlung. Zunächst ein fast komplettes Fenster, nur der untere Rand fehlt. Rechts reicht eine Zunge brauner Farbe in den grünen Laden hinein und zerstört die Illusion des Trompe-l'œil. Bei der zweiten, oberen Entnahme von der Straßenfront enthält der Rahmen ein fast ungegenständliches Fleckengemälde mit einem Streifen figurativer Erkennbarkeit unten; die Künstlerin hat es ihrem Hamburger Lehrer Gotthard Graubner gewidmet. Das dritte Stück von der Flanke mutet wie eine Durchleuchtung an: Die Stege des Ladens werden so weit erkennbar, daß man allerlei Ahnungen vom Aufbau eines geometrischen Rasters, einer Leiter in das Fragment hineingeheimnist.

Hier ist die Distanz zum Herkunftsort am größten; die beiden anderen deuten durch Proportion und Gestalt ihren ursprünglichen Ort über den Arkaden an, gerade da, wo sich der Schritt der Bögen verbreitert und das Gebäude in eine behäbige Gangart verfällt. Künftig wird es die Fassade eher nach rechts ziehen. So verursacht der Eingriff doch Spuren; der Rhythmus des Hauses wird ein anderer. Und das topographische Faltblatt, das Dorothee von Windheim einmal als Führer zu den von ihr veränderten Stellen in Florenz herausgeben möchte, wäre um einen Lokaltermin reicher.

Das fruchtbare Mißverständnis. Claude Lévi-Strauss und die individuellen Mythologien

Claude Lévi-Strauss steht für jenen Typ des Gelehrten, der, ohne es zu wollen, ja eigentlich, ohne sich dessen überhaupt bewußt zu werden, nachhaltigen Einfluß auf die Kunst seiner Zeit ausübt. Gewiß hat der Professor am Collège de France stets Umgang mit Künstlern gepflogen. Ja, seine Entwicklung zum führenden Anthropologen läuft parallel zum Verkehr mit den Surrealisten. Vor den Kriegswirren kann er 1941 aus dem besetzten Frankreich nach Amerika entkommen. Zwei Jahre später schreibt er: »Es gibt in New York einen verzauberten Ort, wo sich die Träume der Kindheit ein Stelldichein geben; wo jahrhundertealte Baumstämme singen und sprechen, wo undefinierbare Gegenstände den Besucher mit der ängstlichen Starre von Gesichtern belauern, wo Tiere mit übermenschlicher Sanftmut ihre kleinen Pfoten gleich Händen falten und um das Vorrecht bitten, dem Auserwählten den Palast des Bibers zu bauen, ihn durch das Reich des Seehundes zu geleiten oder ihn in einem mysthischen Kuß die Sprache des Frosches oder des Eisvogels zu lehren. Diesen Ort, dem veraltete, aber erstaunlich wirkungsvolle museographische Methoden den zusätzlichen Reiz des Dämmerlichts der Höhlen sowie der schwankenden Anhäufung verlorener Schätze verleihen, diesen Ort kann man täglich von 10 bis 17 Uhr besichtigen im American Museum of Natural History: es handelt sich um den weitläufigen Saal im Erdgeschoß, den Indianerstämmen der Nordküste des Pazifik gewidmet, die von Alaska bis British Columbia reicht.

Sicher ist die Zeit nicht mehr fern, da die Sammlungen aus diesem Teil der Welt aus den ethnographischen Museen verschwinden werden, um in den Museen der Schönen Künste zwischen dem alten Ägypten oder Persien und dem europäischen Mittelalter Platz zu nehmen. Denn diese Kunst darf sich mit den größten Kunstformen messen, und in den anderthalb Jahrhunderten, die wir von ihrer Geschichte kennen, zeugte sie von einer Vielfalt, die die anderen bei weitem übertraf, und entfaltete scheinbar unversiegbare Fähigkeiten der Erneuerung.« (*Der Weg der Masken*,1975)

Beim Knüpfen seiner »fast körperlichen Beziehungen« zu primitiver Kunst ist Lévi-Strauss allerdings nicht allein; aus Europa emigrierte Mitglieder der surrealistischen Bewegung begleiten ihn. Auch für sie, die in den dreißiger Jahren bereits afrikanische und ozeanische Fetische unter ihre *objets trouvés* gemischt und deren Irrationalität als Verfremdung eingesetzt hatten, bedeutet der regelmäßige Besuch des Indianermuseums eine Umorientierung: Sie werden sich der Gesetzmäßigkeiten dieser Plastik bewußt, achten, von ihrem Begleiter eingeführt, auf das darin enthaltene mythische Weltbild und den zyklischen Zeitbegriff. Lévi-Strauss erinnert sich 1975 in *Der Weg der Masken*: »Max Ernst, André Breton, Georges Duthuit und ich haben uns bescheidenere Sammlungen zugelegt: wir teilten uns, je nach unseren augenblicklichen Mitteln, die bei den New Yorker Antiquaren zum Verkauf angebotenen Gegenstände – in einer Zeit, die heute selbst schon mythisch erscheint, da solche Werke kaum Interesse erweckten.«

In diesen Jahren lehrt Lévi-Strauss aber auch, von Robert Lowie eingeladen, an der New Yorker School of Social Research und verfaßt in engem Kontakt mit der amerikanischen Forschung und dem Linguistenzirkel um Roman Jakobson seine Schriften über das Familien- und Gesellschaftsleben der Nambikwara-Indianer sowie über die Grundstrukturen der Verwandtschaft in Indianergesellschaften. Sinnliches Erleben und sachliche Forschung gehen also Hand in Hand, diese wird durch jenes erst ausgelöst. Subjektiv und objektiv sind bei Lévi-Strauss stets ineinander verschlungen, die eigene Betroffenheit – und hier rühren wir an seine Ausstrahlung auf die Künstler – ist von den wissenschaftlich formulierten Ergebnissen nicht zu trennen. Was er am eigenen Leib erfährt, wird verallgemeinert zur kultursoziologischen Erkenntnis. Erkundung fremder Gesellschaften ist stets auch Bestimmung der eigenen Position, Ethnographie betreiben heißt im Grunde, eine Autobiographie schreiben – was dann der zum Ethnologen gewordene Schriftsteller Michel Leiris 1934 mit seinem Tagebuch der Expedition Dakar-Djibouti wörtlich tut.

Doch trennt Leiris noch die Bereiche und zieht allenfalls Schlüsse, was die Einwirkung des Kolonialismus auf den Gegenstand der Völkerkunde – diese letztere als Alibi der schuldbewußten Weißen verstanden – anbelangt. Lévi-Strauss hingegen interessieren nicht aktuelle, sondern generelle Zusammenhänge. Als Mythenkundiger erkennt er verwandte Strukturen in den Märchen und Überlieferungen auseinanderliegender Völker und Zeiten; als Anthropologe arbeitet er die Entsprechungen zwischen Denkweisen, Gesellschaftsformen, Anlage von Siedlungen, Ornamentik und Masken heraus.

Allerdings bedurfte es dazu einer Herausforderung; allein von der Ausbildung her schien Lévi-Strauss eher zum Denker in der Linie der mit Montesquieu und Rousseau einsetzenden Lehre vom menschlichen Zusammenleben bestimmt. 1908 als Sohn eines französischen Künstlers in Brüssel geboren, studiert Lévi-Strauss in den Jahren 1927 bis 1932 in Paris Jura, Philosophie und Soziologie, wobei er sich mit Emile Durkheims Methode der Soziologie und den sozialanthropologischen Untersuchungen von Marcel Mauss (*Die Gabe*) vertraut macht, idealistischen, auf durchgehende Bräuche bedachten Positionen also, die sich gern von der konkreten Gegebenheit lösen und zu Verallgemeinerung streben. 1934 erreicht ihn ein Ruf als Soziologe an die Universität von São Paolo. Nach dem Eintreffen in Brasilien nimmt er bald Fühlung mit den Eingeborenen im Landesinnern auf und wird zum Ethnologen aus Passion. Er leitet zwei Expeditionen zu Indianerstämmen des Mato Grosso und des südlichen Amazonasbeckens, die lange Zeit Quelle seiner Hauptinformanten bleiben und auch das Thema seiner ersten Fachveröffentlichung über die gesellschaftliche Organisation der Bororo-Indianer bilden (1938).

Nicht solche Publikationen allerdings machen Lévi-Strauss zum Kristallisationspunkt einer neuen Ästhetik. Vielmehr ist es das 1955 erschienene, künstlerisch mit Verzug zündende Buch *Traurige Tropen*, einer der packendsten Reiseberichte unserer Zeit, dessen Sensibilität und eminent persönlicher Vortrag Lévi-Strauss als Schriftsteller auf der Grenze zwischen Künstler und Gelehrten ausweisen. Er schildert darin seine Erfahrungen mit Brasilien, seine Besuche auf Haziendas und in Ghost Towns der Kolonialzeit, die Begegnungen mit Weißen und Mischlingen und den Resten indianischer Kulturen. Das Buch, von Rousseau und der großen Reiseliteratur der Vergangenheit geprägt, ist voller Melancholie über jene verpaßte historische Begegnung, als Europa im 16. Jahrhundert in Amerika landete und diese Neue Welt, anstatt sie wirklich zu entdecken, zerstörte. Lévi-Strauss will deshalb Funktionen solcher aussterbender Denkweisen studieren; Mythen versteht er als Denken in Bildern, als vergegenwärtigende Setzung analog zur Welt. Lévi-Strauss sieht hier eine Reflexion am Werk, welche die Sprache beim Wort nimmt, ihrem Sinn vertraut – Bilderschrift und Zeichensystem zugleich.

1962 erscheint *Das wilde Denken*, worin die »konkrete Wissenschaft« der Wilden im Gegensatz zu unserer abstrakten herausgestellt wird. In einer Beispielsammlung, die zur Apologie gerät, schildert er ihre Präzision im Erfassen von Natur-Elementen, Geologie, Flora, Fauna – und Gesellschaft, wobei der farbige Linné keine auf- und absteigenden Arten kennt, sondern ein psycho-physisches Ineinander, eine in Gebräuchen und Worten eingefangene Begrifflichkeit der eigenen Situation in der Welt, die jeweils nach innen und nach außen gerichtet ist, so daß Verbote und Inhibitionen sowohl soziale Einrichtungen wie die Einteilung des Umkreises spiegeln.

Damit stand ein Fundus von Anschauungen und Denkmodellen bereit, aus dem gegen Ende der sechziger Jahre jene Künstlergeneration schöpfte, deren Intentionen gern mit *Spurensicherung* umschrieben werden. Skeptisch gegenüber dem Konsumoptimismus der Popzeit, der amerikanischen Monumentalkunst und dem europäischen Nouveau Réalisme als Ausdruck einer dynamisch-progessiven Technikzivilisation, wandte sie sich wieder mehr dem Menschen zu. Sie fragte nach seiner individuellen Herkunft und gesellschaftlichen Einbindung oder Entfremdung, nach emotionalen und archetypischen Gemeinsamkeiten, Alltagsmythen und -sitten. Ins Subjektive gewandt und auf kleinste Ausschnitte beschränkt, kam die Natur- und Sozialwissenschaft wieder ins Spiel.

Parallelen zum Vorgehen von Lévi-Strauss sind mit Händen zu greifen, wenn diese Künstler ihre private Ethnologie betreiben, ihre – fiktive – Kindheit ans Licht fördern (Christian Boltanski), sich Reisen ausdenken und in Bild und Text über selbstersonnene Riten mit eigens dazu gefertigten Objekten Tagebuch führen (Jean Le Gac), den eigenen Stadtteil autobiographisch erkunden (Didier Bay) oder ihre banale Umwelt zu fremdartigen Erfahrungen verrätseln (Jochen Gerz), Botanik im Sinne eines Carl von Linné poetisch verstehen (Paul-Armand Gette). Von Lévi-Strauss mitinspiriert ist auch das Imaginieren untergegangener Kulturen aus ihren Trümmern und Resten durch Anne und Patrick Poirier, das Sicherstellen abbröckelnder Hauswände und ihrer Palimpsest-Geschichte durch Dorothee von Windheim, die Utopie kleiner Völker und ihrer an die Dogon erinnernden Bauten bei Charles Simonds, das Festschreiben einer entschwindenden Heimatkultur durch Claudio Costa, endlich die konzentrierten Feldforschungen eines Nikolaus Lang, der den Bruch zwischen überlieferter Zivilisation und Gegenwart nicht nur protokolliert, sondern stellvertretend für alle noch einmal austrägt.

Der Arte Povera dieser Generation kam zudem die berühmte Definition des »Bastelns« durch Lévi-Strauss entgegen, wonach die Wilden tastend und experimentierend ihre Artefakte aus vorliegenden Materialien und Spurenelementen herstellen, im Gegensatz zur rational geplanten, aber die Grundstoffe verschwendenden Technologie der Weißen. Auch daß die Künstler ihre Werke wie Studiensammlungen präsentieren, pseudowissenschaftlich in Schaukästen angeordnet, nähert sie der Anthropologie an. Außerdem hatte Lévi-Strauss den *Traurigen Tropen* eigene Aufnahmen beigegeben, die genau der nichtprofessionellen Amateurphotographie entsprachen, welche die Künstler bevorzugten.

Und Lévi-Strauss selbst? Er hat diese ganze, teilweise von ihm selbst ausgelöste Bewegung kaum wahrgenommen, wie sich bei einem Zusammentreffen mit Anne und Patrick Poirier und auch aus Fragen des Unterzeichneten ergab. Beim Schreiben von Richard Wagner beflügelt, ganz in der großen Kunst der Vergangenheit vor dem Sündenfall der Renaissance mit ihrer Perspektive, dem Illusionismus und Helldunkel lebend, hat Lévi-Strauss stets Van Eyck, die deutschen Romantiker und englischen Präraffaeliten seiner eigenen Gegenwart vorgezogen oder in dieser allenfalls überperfekte Trompe-l'œil-Maler gelobt. Der Ethnologe zeigt sich weniger an Erfindung und Imagination interessiert als an der Erhaltung überkommener Fertigkeiten wie der komplizierten Eiweiß- und Ölmalerei oder einer minutiösen Naturwiedergabe. Als Lévi-Strauss dies im Winter 1980/81 anläßlich der Realismus-Ausstellung im Centre Georges Pompidou zu Protokoll gab, zieh man ihn einer reaktionären, ja regressiven Kunstgesinnung – im Grunde zu Unrecht. Aufmerksameren Lesern waren schon 1962 in *Das wilde Denken* kritische Sätze über die ungegenständliche Malerei aufgefallen, die »realistische Nachahmungen nicht existierender Modelle« herstelle. Dieser »akademischen« Kunst wurde die ästhetische Erregung entgegengestellt, welche die haargenaue Wiedergabe eines Spitzenkragens bei Jean Clouet erzeuge: »Wie Leonardo da Vinci so deutlich begriff, besteht die vordringlichste Aufgabe der Kunst im Klären und Ordnen der wirren Informationen, mit denen die Außenwelt ständig unsere Sinnesorgane bestürmt.«

Lévi-Strauss und die individuellen Mythologien der Gegenwartskunst: ein fruchtbares Mißverständnis, ebenso folgenreich wie die Rezeption des Japonismus im Europa des späteren 19. Jahrhunderts oder die Aneignung primitiver Skulptur durch die Künstler am Aufgang der Moderne.

Textnachweise

»Memento mori und Schattenspiele«, in: *Christian Boltanski. Les suisses morts.* Museum für Moderne Kunst, Frankfurt am Main 1991, S. 5-12

»Was wir brauchen, sind Reliquien«, in: *Katalog Christian Boltanski. Inventar*, hrsg. v. Uwe M. Schneede, Hamburger Kunsthalle 1991, S. 23-33

»Das Alibi des Malers«, in: *Jean Le Gac. Der Maler*, Brüssel, Hamburg 1977, S. 5-25

»Ein Künstlerleben (Fiktion) und die Nymphe Echo«, in: *Jean Le Gac. Das Echo und sein Maler – Ausstellungen, Installationen, Filme*, hrsg. v. Gerhard Fischer, daedalus Wien 1989, S. 14-23

»Zerstörung oder Rekonstruktion? Die künstlichen Ruinen von Anne und Patrick Poirier«, in: *Katalog Anne und Patrick Poirier*,Galerie der Stadt Esslingen, Villa Merkel, 1987, S. 13-15

» ... Der Mnemosyne Stadt«, in: *Katalog Anne et Patrick Poirier*, Museum Moderner Kunst Stiftung Ludwig, Wien – Mailand 1994, S. 19-26

»Der Schiffsfriedhof, Eine Installation zum D-Day«, in: *Frankfurter Allgemeine Zeitung*, 22.6.1994

»Farben Zeichen Steine«, in: *Katalog Nikolaus Lang*, Westfälischer Kunstverein, Münster 1978, S. 7-8

»Gegen sich und andere gerichtet«, in: *Günter Metken, documenta 8, Führer durch die Ausstellung*, Kassel 1987, S. 40-42

Ein Bumerang in die Gegenwart. Nikolaus Lang in Australien, Städtische Galerie im Lenbachhaus und Kunstraum München 1991, S. 35-55, 63-67

»Good Heavens. Old Angipena«, in: *Kunst & Antiquitäten*, Heft 7/8, München 1991, S. 50-51

»Der Forscher als Poet. Gettes parallele Wissenschaft«, in: *Katalog Paul-Armand Gette. Arbeiten 1959-1979*, Städtische Galerie im Lenbachhaus, München 1979, S. 6-8, 22-24

»Eros und Gestein«, in: *Katalog Paul-Armand Gette, Von der Berührung des Modells zum Vulkanismus der Leidenschaften*, hrsg. v. Gerhard Fischer, daedalus Wien 1990

»Läßt sich gar nichts aus der Welt schaffen? Bücher gegen Bücher«, in: *Katalog Jochen Gerz Foto/Texte 1975-1978*, hrsg. v. Carl-Albrecht Haenlein, Kestner-Gesellschaft Hannover 1978, S. 8-12

»Blau Gelb Rot oder das wirkliche Leben«, in: *Günter Metken, documenta 8, Führer durch die Ausstellung,* Kassel 1987, S. 28

»Agnostiker der Utopie«, Die Bremer Befragung von Jochen Gerz, in: *Frankfurter Allgemeine Zeitung,* 21.8.1995

»Warum ziehst du mich ab von mir selber? Wand als Haut«, in: *Katalog Dorothee von Windheim,* Museum Wiesbaden, 1989, S. 56-59

»Das fruchtbare Mißverständnis. Claude Lévi-Strauss und die individuellen Mythologien«, in: *Katalog Mythos und Ritual in der Kunst der 70er Jahre,* Kunsthaus Zürich 1981, S. 37-39

Bildnachweise

Sammlung Metken: S. 48, 71, 72, 81, 142, 152, 155, 181
Sigrid Metken: S. 93, 97, 105, 111, 115, 122, 128
M. Blanke: S. 166
Paul-Armand Gette: S. 163
André Morain: S. 83
Karlheinz Nowald: S. 173
Dorothee von Windheim: S. 189
Hamburger Kunsthalle: S. 40
Musée de Marseille: S. 8
Museum Wiesbaden: S. 186
Museum für Moderne Kunst, Frankfurt/Main: S. 21